Editorial

入院適応を考えると日本の医療が見えてくる

松下達彦・藤沼康樹・横林賢一

　今回のテーマは入院適応 (admission criteria) です．
これはいろいろな切り口から見ることが出来ると思います．例えば患者の疾患の性質，重症度，必要な治療が外来通院で可能か？患者の考え方（patient preferences）リスクマネジメントなどから医師患者関係までが複雑に絡み合って決定されています．
　純粋に医学的な適応の判断は各病院や診療グループ単位で議論されており，ある程度のコンセンサスは図られていると思いますが，実際にはその場のシチュエーションや医師の裁量も大きく影響していると思われます．
　そんな中で，特に昨今入院させる際に問題になっている事柄に高齢化問題が絡んでいるように思います．実際にみなさんがプライマリケア領域で入院される側も送る側の高齢化が生み出した問題に直面したご経験があるのではないでしょうか？

　いったい何が問題でそしてその裏になにが存在するのか？
そういったことが公に論議される機会は少なかったようにおもいます．

　なぜ入院適応なのに入院できないことがあるのか？
　なぜ入院適応でもない人が入院を希望するのか？

　そしてなぜ入院適応そのものが標準化できず，同じ患者についての入院適応が立場や人によって変わってきてしまうのか？
　それらの問題を討議していくうちに日本の医療の問題点が浮き彫りになってきました．

Visibility of Outlook of Japanese Medical Care When Seen from the Standpoint of Admission Criteria

Tatsuhiko Matsushita・Yasuki Fujinuma・Kenichi Yokobayashi

　The theme of this paper is admission criteria. This can be discussed from various perspectives. For example, the disease characteristis, disease severity, and whether required medical treatment can be conducted by the outpatient department.

　Although purely medical judgement on admission criteria is being discussed in each hospital and in treatment group units, and some level of consensus has been achieved, however, in actuality, on site, it depends largely on the situation and the discretion of the physician. The issues faced at the actual site seems to be of different dimensions. What has been taken up as themes in this consortium are issues from perspectives on different levels.

　Amidst this situation, when dealing with admission, it seems that the problem of aging society is involved. It is supposed that in the area of primary care, the issue born of aging society should have been faced by families as well as the patients who are admitted. What is the cause of why such issues occur? Personal complaints have been heard often but it seems that this problem has not been discussed thoroughly. In this consortium, discussion was conducted while listening to views of the participants.

　Why is it that even though admission criteria is judged, this cannot be realized? Why is it also that patients who are not judged for admission desire it and why is it that institutions force admission?

　Why is it also that admission criteria cannot be standardized and the judgement of admission toward the same patient changes by situation and by individuals? It is felt that giving thought to these issues leads to determining the problems faced by medical care in Japan.

目次

Editorial
入院適応を考えると日本の医療が見えてくる
……………………………………… 松下達彦・藤沼康樹・横林賢一　　i

Group discussion
入院適応を考えると日本の医療が見えてくる
……………… 藤沼康樹・徳田安春・横林賢一・松下達彦・大島民旗　　2

Lecture
質の高いプライマリ・ケアは不要な（緊急）入院を防げる？
……………………………………………………… 藤沼康樹　　20

Short lecture
入院適応を考える際に知っておくべき日本の医療政策
……………………………………………………… 栄原智文　　34
働き盛りの入院適応
……………………………………………………… 石丸裕康　　44

Poster Session
地域中核病院から見た入院適応 ……………………… 大島 民旗　　52
送る側の入院適応―在宅編 …………………………… 原 穂高　　60
診療所での入院適応：当院における ACSCs を通じて ……… 重島祐介　　69

Special Articles
医療の中の「入院医療」を考える ………………………… 下 正宗　　80
地域の視点から入院適応を考える ……………………… 大島民旗　　84
医療者のモチベーションと入院適応との関係 ………… 松下達彦　　91
地方都市における医師不足・医師偏在から入院適応を考える … 川島篤志　　98
大学病院の立場から入院適応を考える ………………… 柳 秀高　　105
入院適応を考える際に知っておくべき日本の医療政策 ………… 栄原智文　　108
退院支援の要点 ………………………………………… 山本 祐　　113
働き盛りの入院適応 …………………………………… 石丸裕康　　119
高齢者の入院適応 ……………………………………… 山口 潔　　123
在宅患者の入院適応 …………………………………… 原 穂高　　129
患者背景による入院適応の判断―私はこう考える
　　生活困窮者の入院適応 ……………………………… 臺野 巧　　133
施設入所者の入院適応 ………………………………… 仲里信彦　　137
精神疾患患者の一般病床への入院適応 ………………… 本村和久　　144

Contents

Editorial
Visibility of Outlook of Japanese Medical Care When Seen from the Standpoint of Admission criteria
         Tatsuhiko Matsushita・Yasuki Fujinuma・Kenichi Yokobayashi   *i*

Group discussion
Visibility of Outlook of Japanese Medical Care When Seen from the Standpoint of Admission criteria
  Tatsuhiko Matsushita・Yasuki Fujinuma・Yasuharu Tokuda・Kenichi Yokobayashi・Tamiki Oshima   **2**

Lecture
High-quality primary care to prevent the unnecessary (emergency) hospital ? ……… Yasuki Fujinuma   **20**

Short lecture
Thoughts on Japan's medical policy in consideration of admission criteria ……… Tomofumi Sakaebara   **34**
Admission criteria of patients in the meridian of life ……………………… Hiroyasu Ishimaru   **44**

Poster Session
Thoughts on admission criteria from perspective of geographical location ……………… Tamiki Oshima   **52**
Admission criteria of patients receiving home care ………………………… Hotaka Hara   **60**
Clinic at the Admission criteria : through ACSCs in our hospital ……………… Yusuke Shigeshima   **69**

Special Articles
Thoughts on hospital medicine from the perspective of the history of medicine ……… Masamune Shimo   **80**
Thoughts on admission criteria from perspective of geographical location ……………… Tamiki Oshima   **84**
How can motivation of medical staff change admission criteria ……………… Tatsuhiko Matsushita   **91**
Admission criteria in regional area facing shortage and uneven distribution of physicians
                         Atsushi Kawashima   **98**
Hospital admission criteria from the perspective of academic medical center ……………… Hidetaka Yanagi   **105**
Thoughts on Japan's medical policy in consideration of admission criteria ……………… Tomofumi Sakaebara   **108**
Overview of discharge support and its practice ……………………………… Yu Yamamoto   **113**
Admission criteria of patients in the meridian of life ……………………… Hiroyasu Ishimaru   **119**
Hospitalization criteria of elderly patient ……………………………… Kiyoshi Yamaguchi   **123**
Admission criteria of patients receiving home care ………………………… Hotaka Hara   **129**
Admission criteria of the poor and needy ……………………………… Takumi Daino   **133**
Hospitalization criteria applied to nursing home residents at acute care hospitals ……… Nobuhiko Nakazat   **137**
Admission criteria to general wards for psychiatric patients ……………… Kazuhisa Motomura   **144**

ジェネラリスト教育コンソーシアム
Japanese Consortium for General Medicine Teachers
設立趣意書

　私たちは，本研究会を，ジェネラリストを目指す人たちを育てる Teachers の会として設立しました．

　2010 年に日本プライマリ・ケア連合学会が設立され，ジェネラリストの養成が焦眉の急となっております．すでに家庭医療専門医および病院総合医の認定医・専門医制度は日本プライマリ・ケア連合学会で動き出しております．また旧日本総合診療医学会はその学会誌「総合診療医学」誌上で二度にわたり病院総合医の特集号を刊行しています．私たちは，これらの成果の上に立ち，ジェネラリストが押さえておくべきミニマム・エセンシャルを議論するとともに，日々の実践に有用な診療指針を学ぶ場を，この研究会で提供しようと思います．

　繰り返し問われてきた分化と統合の課題への新たな挑戦として，わが国のジェネラルな診療への鋭い問題提起となり，医学・医療の発展の里程標として結実することが，この研究会の使命だと私たちは考えています．

　本研究会の要点は，下記のとおりです．

目的
　「新・総合診療医学―家庭医療学編」および「病院総合診療医学編」（2 巻本として株式会社カイ書林より 2012 年 4 月刊行）の発刊を契機に，これからの家庭医・病院総合医の学びの場として，本研究会を設立する．

活動内容：
　本研究会は，Case based learning ＋ Lecture を柱とする症例検討会およびプラクティカルな教育実践報告の場である．

研究会のプロダクツ：
　提言，症例と教育レククチャー，依頼論文および教育実践報告（公募）を集積し吟味・編集したうえで，「ジェネラリスト教育コンソーシアム」として継続して出版する．

事務局：
　本研究会の事務局を，株式会社尾島医学教育研究所に置く．

2011 年 8 月

「ジェネラリスト教育コンソーシアム」　設立発起人
　藤 沼 康 樹（医療福祉生協連家庭医療学開発センター；CFMD）
　徳 田 安 春（地域医療機能推進機構（JCHO）研修センター・JCHO 東京城東病院）
　横 林 賢 一（広島大学病院　総合内科・総合診療科）

Group discussion 入院適応を考えると日本の医療が見えてくる

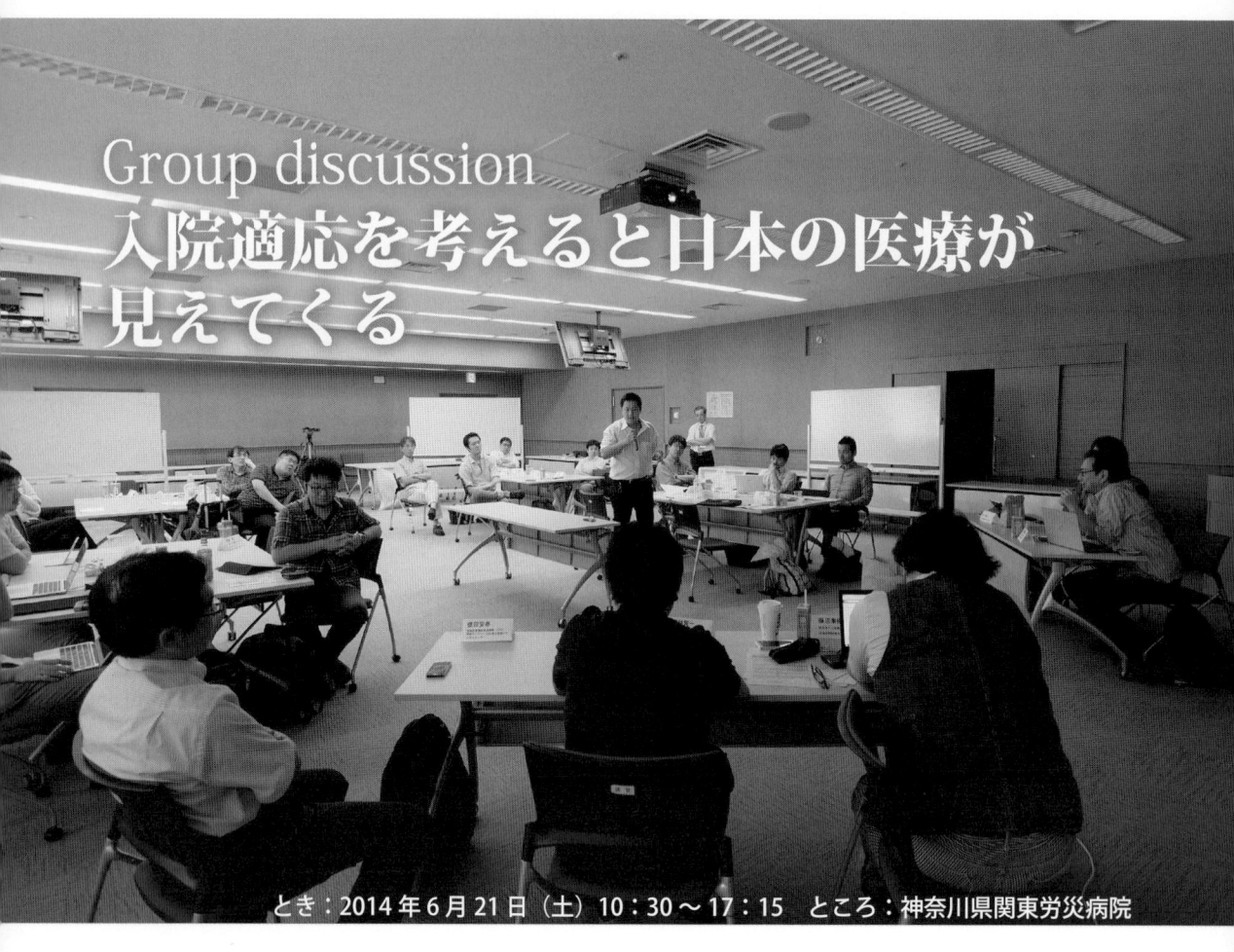

Group discussion
入院適応を考えると日本の医療が見えてくる

とき：2014年6月21日（土）10：30～17：15　ところ：神奈川県関東労災病院

出席：

藤 沼 康 樹　（医療福祉生協連家庭医療学開発センター；CFMD）
徳 田 安 春　（地域医療機能推進機構[JCHO]研修センター・JCHO東京城東病院）
横 林 賢 一　（広島大学病院 総合内科・総合診療科）
松 下 達 彦　（済生会滋賀県病院　総合内科）
大 島 民 旗　（西淀病院　院長）
　　参加者：25名（A～Dグループ）

はじめに

藤沼：本コンソーシアムは，研究会での討論にとどまらず，その討論の結果を書籍化しており，すでにこれまで5巻出版しています．本日ここで討議された内容が本になりますので皆さんの積極的な提言をお願いします．このコンソーシアムは，ジェネラリストという枠組みで構成していて，家庭医と病院総合医の先生方が混在していますが，これは現在の日本では貴重でして，広く注目を集めています．またこのコンソーシアムに参加された方々から，出版企画を募集し，自己主張を本にしたいという方に申し込んでいただきたいと思っています．インターネットでは得られない情報を発信していただきたいと思いますので，皆さんの知恵やパールをご提示お願いします．

　今回の企画ですが，松下達彦先生と大島民旗先生から，入院適応についてご提案がありました．そしてこの討論の事前アンケートを行いました（**事前アンケート結果参照 p 15**）．

　様々な角度から，検討を行いたいと思います．今回は small group discussion の形式で行います．

松下：今回のテーマは，入院適応です．

　これは，いろいろな切り口からみることができると思います．

純粋に医学的な，適応の判断は，各病院や，診療グループ単位で議論されて，ある程度のコンセンサスがはかられていますが，実際にはその場その場のシチュエーションや医師の裁量によるところも大きいように思われます．

　そんな中で特に昨今，高齢化の問題が絡んでいるように思います．実際に，みなさんがプライマリ・ケア領域で送る側も送られる側も高齢化が生み出した問題に直面したご経験があるのではないでしょうか？

　いったい何が問題で，そしてその裏になにが存在するために，起こってくるのか？このような問題はあまり公で議論されていないように思います．一般的な入院適応よりもっと深いところでみんさんの意見を抽出したいと思っています．

　まず架空の事例を提示します．よく経験されると思われる事例です．グループごとに問題点を抽出していただいて，そこから討論に移りたいと思います（**Box1,2**）．

Box 1 平成 X 年某月某日
○○病院
呼吸器内科　△△先生
介護老人保健施設
医師氏名　　　　印

入所者：氏名　（　　　　　　　　　　　）　　　　　　　性別：M　年齢：80歳
生年月日：昭和　　●年　　●月　●日　　　　　　要介護度：5
紹介目的：御高診　&　治療（入院含む）
既往歴：ラクナ梗塞　C型肝炎〔現在HCV（－）〕　食道静脈瘤吐血（平成X－1年12月）　腎機能低下　心不全　肺炎
主病名：肝硬変　肝性脳症　脳梗塞（ラクナ）梗塞；平成X－1年10月診断あり
　　　　甲状腺機能低下　貧血　両足足底白癬症　左鎖骨部湿疹　摂食不良

現病歴および現在の状態：

　平成X年5月8日より当施設入所者の方です．平成X－3年食道静脈瘤出血にて貴院入院，内視鏡的に2回止血術施行（輸血なし）．平成X－1年9月：平成X－1年10月リハビリ目的で○○養育院病院入院，状態安定化にて当施設に来られました．入院時歩行困難も車いす使用，左上肢やや麻痺も右手で摂食可能でした．（肝臓病食　1600kcal/日）

肺炎心不全にて貴院へ入院：

　抗生剤利尿にて改善，別に肝性昏睡も指摘されています．

摂食率減少入所5月8日：

　4～7割→5月20日：7～8割→6月初旬：3～5割→6月10日：1～2割→6月13日より高カロリーゼリー1/3個＋水を毎食つけて（これ以外ほとんど食べられず）これは何とか食べられます．6月になり元気なさが目立ちぼんやりしている～居眠っているようで，ほとんどベッド上すごし意識あるも反応鈍いです．腹水&下腿浮腫で利尿剤使用，浮腫効果（＋＋）．腹水の影響を考慮し500cc～1000cc/日点滴水分補給中．昨日BUN64.9mg/dL，Cre 3.15mg/dLでした．

現在の処方：
このまま老健施設で対応難しく何卒ご高診&治療（入院含め）ご指導のほどよろしくお願い申し上げます．

Rp. ①チラーヂン（50）3T　フロセミド（40）1T：朝後
　　②ストマルコンD（20）2T　分2朝夕後
　　③ネオファーゲンC　6T　分3後
　　④アミノレバンEN　50g：朝後
　　⑤ラクツロースシロップ　60%　30mL：分3後
　　⑥ルリコンクリーム　1回/日塗布　アンテベート軟膏　2回/日　塗布

注意事項：最近の検査データつけさせていただきました．よろしくお願いいたします．

> Box 2【症例】消化器内科がもともと診ていた 80 才男性
>
> ベースに肝硬変の患者当院消化器内科にて食道静脈瘤の治療後近医でフォローされていたが，半年後，発熱呼吸不全で来院．肺炎の診断で呼吸器内科へ入院した．ところが呼吸不全の原因が，心不全であることが判明し，循環器科が併診しながら，呼吸器科医が退院まで治療して，退院調整もした．途中肝性昏睡も発症したため退院前の家族へのICは消化器内科医とともに行なった．入院前は何とか歩けてコミュニケーションもとれていたが今回の入院で車いす生活　MMSEも13点となっていた．
>
> 家族に話し，療養型病院へ行くことになったが都合で投薬は制限された．療養型病院から施設に移っていたが，意識状態が序々に悪化して当院の紹介元である呼吸器内科あてに紹介されてきた．
>
> 午前中いっぱい診察のあと，総合内科に入院依頼が来た（直接）．総合内科が断ると，消化器科と相談した上で家族に話して療養型病院へ帰すことになった．

　この症例は，80歳の男性で，もともとアルコール性肝硬変にて消化器科でフォローされていた方が，肺炎で呼吸器内科へ入院したのですが，結局心不全であることが判明．循環器科の医師も併診で家族へのインフォームドコンセントも一緒にされているのです．結局退院調整は，呼吸器の医師がされましたが，療養型病院をへて，20km離れた施設へ入所しておりました．その後，半年たってから食欲不振，意識障害を理由に施設からまた療養型他病院を経て紹介されてきた，という症例です．

藤沼：なるほど，いつのまにかブーメランのようにまいもどってくるってことですね．

　まずこの事例をとりあげて，先生の問題関心（**Box3**）を提示していただき，それをトリガーにしてディスカッションを進めていきたいと思います．

　大きく以下の通りに分けて考えてみてください．

> 03
> 1) 入院適応の問題
> 2) 医療システムの問題
> 3) 医療者個人の問題
> 4) 病院内の連携（振り分けの状況）
> 5) 病院外との連携
> 6) 社会的問題

　それではグループディスカッションを開始してください．（**15分のディスカッション**）

Group discussion：
入院適応を考えると日本の医療が見えてくる

A グループ結果：

1) 入院適応の問題
　受けられる限りの医療を受けさせるという希望が家族からあったのかもしれない

2) 医療システムの問題
　食事の摂れない患者はおいておけない，施設の限界，看取りの対応，点滴，吸引の可否など送る側の事情もあるのかもしれない．

3) 医療者個人の問題

4) 病院内の連携
振り分けの現状
　　　大規模病院；抗がん剤や侵襲的処置を必要とする以外は総合内科で診る．高齢患者が増えてきているので，総合内科適応の患者が増加．総合内科はマンパワー不足．誰が診るのかということは問題になりそう．

5) 病院外との連携
紹介状で気になるのは，何をしてほしいのか，goal は何かが読み取れない．
施設で考えたことはどういうことだったのか．
紙 1 枚で連携が行われているのは問題．
face to face がいい．すぐにはできなくても紹介状を送ってきたら，電話をするなど声が見える
　関係を作るのも必要．

6) 社会的問題
　社会背景，家族背景が不明→高次医療を受けたいのか．何をしたらよいのか，だれが診るか，急性疾患のマネジメントは可能か？

Bグループ結果：

1) 入院適応の問題
・医学的な予後 / 入院適応があるか，
・Fraility（脆弱性）の問題

2) 医療システムの問題
・送る側の施設の対応能力の問題（適応のあるなしではない）
・目的の有無ではなく，当施設では無理

3) 医療者個人の問題

4) 病院内の連携
・受けた場合の受け皿の問題（呼吸器内科かどうか，総合内科がある施設とそうでない場合）
振り分けの現状
　・総合内科がない場合；回り持ち
　・総合内科がある場合；すべて（専門医はコンサルタント）
　・専門医が少ないとやりやすい
　・施設規模が大きくなると変更が必要

5) 病院外との連携
病診連携
　・退院前カンファの有無
　・勉強会；face to face → win- win に
　・deth conference.（院内でなく院外関係者も）→知り合いを広げる．Staff の教育も重要

6) 社会的問題
終末期の家族・本人との話し合い，本人と家族の意向が見えない．

C グループ結果：

1）入院適応の問題

医学的部分

・薬剤整理→改善？

・multi-problem 病態

・予後；アルブミンなど使えば数か月〜数年可能．この予後評価が家族と，施設，病院の医師との間でギャップがある．

2) 医療システムの問題

3) 医療者個人の問題

4) 病院内の連携

5) 病院外との連携

紹介状の内容

　紹介先をどこにするのか？

　依頼のあいまいさ；最後の1行（入院と決めつけている）

　　情報提供書として種々書いてあるが，交渉（negotiation）のツールとしては情報を羅列しているにすぎない．戦略的に negotiation しなくてはならない．そのために施設が絶対できないことを羅列する，家族の訴えなど情の部分にアピールする，医学的情報も加え，依頼のあいまいさをなくすることをしてほしい．それができたら病院が受け入れるつもりであるという長期的な方針も書くべきである．

病診連携

　　関西地域ではそれぞれの病院が専門分化．救急患者の受け入れは全部 OK というとりあいの状態．総合内科の入院率は減少した．

　　天理の山添村カンファレンス；地域の先生が送った症例のカンファレンス．非常に有用．

6) 社会的問題

・家庭：家族が予後をどのように考えていたかが反映されていない．

社会的部分

・死に場所→施設では死んでほしくないと考えたかもしれない．

・医療費；病院→入院期間，低単価のため避けてしまう傾向があるかもしれない．

・地域の専門医→専門診療に専念したい．

D グループ結果：

問題点

1) 入院適応の問題
- ADL →もともとは？さらに悪くなった？　車いす→ベッド上
- 予後→入院，介入で医学的によくなったか．
- 食事↓
- 肝腎不全→内服はできていたか？
- QOL →入院，せん妄，抑制．結局入院は本人のためになるのか？

2) 医療システムの問題
終の棲家→「老健では看取りは行えない」「リハビリテーション施設である」→看取りができるのは特養だけ．

3) 医療者個人の問題

4) 病院内の連携
振り分け
- 総合内科の力強さでカバー
- どの専門科にあてがわないといけない．
- 救急科の disposition に権限を持たせる．院内コンセンサスが必要．

5) 病院外との連携
- 主治医，介護体制→平時の緩和ケアはどこでだれが行うのかが不明確である．

disposition は主治医が決めるのか？（病院の外来医？／入院担当医？／老健の医師？）

病診連携
- 退院が遅れる環境；必ず引き取ってくれる療養型病院などの受け皿が減っている．（政策的なもの）
- 退院時のやりとり；カンファレンスの時間をどのようにして作っていくか
- 病院；施設への negotiation が大変
- 老健／特養以外の施設が増えている．高齢者サービス付住宅やお泊りデイサービス；利益やリスクが中心で medical は二の次で業者とやりとりしなくてはならない．
- 家族；独居の時代→介入するか，しないかという倫理の問題．

6) 社会的問題
- 看取り→終末期の方針は決まっているのか？　非がん患者の終末期をどう診ていくか？治療にこだわらないといけない雰囲気が強いのが背景として問題点として挙げられる．

04

臨床倫理の4分割表
(徳田安春編集：新・総合診療医学―病院総合診療医学編, 倫理的問題の解決法, カイ書林, 2012より引用)

① 医学的適応　Medical Indication （Beneficience, Non-malficience : 恩恵・無害） チェックポイント 1. 診断と予後 2. 治療目標の確認 3. 医学の効用とリスク 4. 無益性 (futility)	② 患者の意向　Patient Preferences （Autonomy : 自己決定の原則） チェックポイント 1. 患者さんの判断能力 2. インフォームドコンセント 　（コミュニケーションと信頼関係） 3. 治療の拒否 4. 事前の意思表示（Living Will）
③ QOL　Well-Being : 幸福追求 チェックポイント 1. QOL の定義と評価 　（身体, 心理, 社会, スピリチュアル） 2. 誰がどのような基準で決めるか ・偏見の危険 ・何が患者にとって最善か	④ 周囲の状況　Contextual Features （Justice -Utility : 公平と効用） チェックポイント 1. 家族や利害関係者 2. 守秘義務 3. 経済的側面, 公共の利益 4. 施設の方針, 診療形態, 研究教育 5. 法律, 慣習, 宗教 6. その他（診療情報開示, 医療事故）

提言：医療倫理の4分割表を検討する

藤沼：この資料から，ここまで議論が展開するのはすごいです．

徳田：私はぜひ医療倫理の4分割表を検討してほしいと思います（**Box 4**）．すなわち，医学的適応，患者の意向，患者のQOL，周囲の状況です．ご本人にとってどのようなproblem list があったのか．明らかに，non-curable palliative stage に入っています．また，主治医は誰なのかがまず問題です．この方が急変した時，どうするのか．私は，本コンソーシアムのvol.1「日本の高齢者医学よ，興れ」*で発言しましたが，Advanced directive(事前指示書)ですね，そういうところまでdiscussion してくれるとよいと思います．いきなりたまたま担当した医師が，人生の最後を決定していいのか．家族はどう思っているのか．医学的適応は，肝硬変のadvanced stage です．欧米では quick diagnosis unit があって，急性期病変であれば3時間の検査で予後がある程度予測できます．4分割表は，本当にこの患者にどうすべきかを，教えてくれます．以前私は

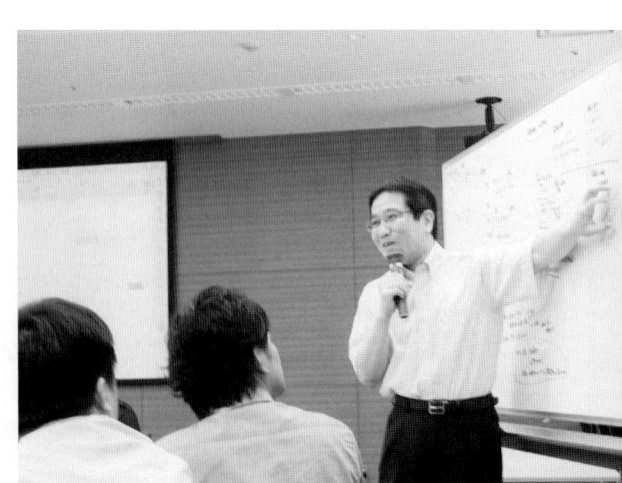

コンソーシアム副会長　徳田安春氏

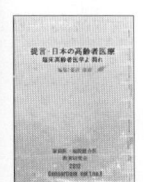

* 日本の高齢者医学よ，興れ．
編集：藤沼康樹
B5　155ページ
ISBN　978-4-906842-01-8
定価 3,600円

尾島医学教育研究所. 2012

沖縄にいたとき，施設に乗り込んでいきました．それまで，施設が看取りをしていないから，全部われわれのところに送ってきていました．そのとき非常に有意義な discussion をしました．治療のラクツロースを増やすとかも簡単にできます．一方，アメリカでは open system がすすんでいます．私は，これからの日本はむしろこの open system を一部導入すべきだと思います．施設の主治医が病院に来て診るのです．やろうと思えばできます．診療が終わってから患者を診に行けばいいのです．患者はたいへん喜びます．入院することで主治医が変わってしまうことが問題なのです．
　最後の DNR（do not resuscitate）をどこまでやるかが，たまたま担当した病院の医師にゆだねられる．そのために勤務医のモチベーションが下がるのです．

提言：連携と院内の振り分けを検討する

松下：4分割表（**Box4**）をもう少し説明してください．

大生：分類や場所の配置より，要素がたしかにあるか否かが大事です．QOL は患者だけでなく家族や関係者も含まれます．医学的適応と QOL と 3 つめは患者の意向です．患者の意向とは，意思はなにか，その決定は誰がするかです．決定する人がいなければ代理人になります．どこに入れるか迷ったら，4 の周囲の状況に入れて構いません．要するに要素をきちんと入れればよいのです．4 分割表というのは，そういう要素があるということを考える．どこに何を分類するかはそれほど問題ではありません．

徳田：患者がどのような医療を受けたいのか，人により様々な意向があります．QOL は入院すると低下します．たとえば，胃瘻造設を受けると QOL が落ちます．抑制帯を装着すると QOL が落ちます．患者にとって最良の Outcome は単に survival とは言えません．日本の施設の問題は，自分たちでは看取りはしないということです．Terminal の肝硬変を診る施設ではないという思い込みの setting です．周囲の状況の solution として，私は沖縄時代に，施設の医師に週 1 回診に来るべきではないかと言ったのです．そのあと，ちゃんと診に来られました．われわれのレクチャーも受けて，最後は輸液の持続皮下注もできるようになりました．在宅で看取りができるのに施設でできないのはおかしいのです．face to face で直接乗り込んでいって，教育して，週 1 回来てもらい，退院前カンファレンスも行って，施設の方を呼んで，退院おめでとうございますと言う，という流れです．

大島：誰が主治医か．どの医師がこの患者，家族と最も関わって治療方針を決めるのか．老健なのか総合病院なのかを，関係性の中ではっきりしているといいのではないでしょうか．患者の時期によって主治医機能が分断されている状況が，高齢者の施設や病院の問題点です．
　この症例では，80 歳という比較的若い方の場合，私の中小病院では送る側としては negotiation としては下手に出なくてはいけません．入院を希望していても，それをストレートに伝えると，あの病院は治療方針を決めてくると言われると嫌われます．この先生も控え

めに遠慮がちに言っているのだなと思います．

藤沼：僕は送る側なので，東京の東部は，救急の電話は疑心暗鬼です．先日も下血で診療所にショック状態の患者さんが来ました．救急に電話したら，本当に出血か，直腸診はやったかなど相当問い詰められました．結局断られました．たくさん施設があると逆に施設間の関係が薄いのです．どんな先生が出てくるか，常に疑心暗鬼で電話しているのが現状です．

提言：入院適応を考えるときには医療者のモチベーションを考慮する

松下：紹介のしかたや紹介状の書き方に問題が集約されているようです．
　解決策として，徳田先生がおっしゃった open system のような方法もあるし，連携カンファレンスもあります．いずれにしてもキーワードは Face to Face といえるでしょうか．大学病院ではどうですか？

横林：この紹介状を経営的に厳しい病院の院長が見たなら，入院を引き受けると思います．外来より入院の方が診療報酬がいいですからね．一方，実質入院患者をガンガンみて疲弊している中堅医師だったら引き受けない可能性も高そうです．入院を決定する際，立場，経営に対する考え方，疲労具合やモチベーションが決め手になると思います．今日集まっていらっしゃる方々は基本的に引き受けて困っている患者さんを何とか救おうとすると思います．ただ，自分のルーチンでできる仕事以外はできるだけしたくないと考える医師も少なくないと

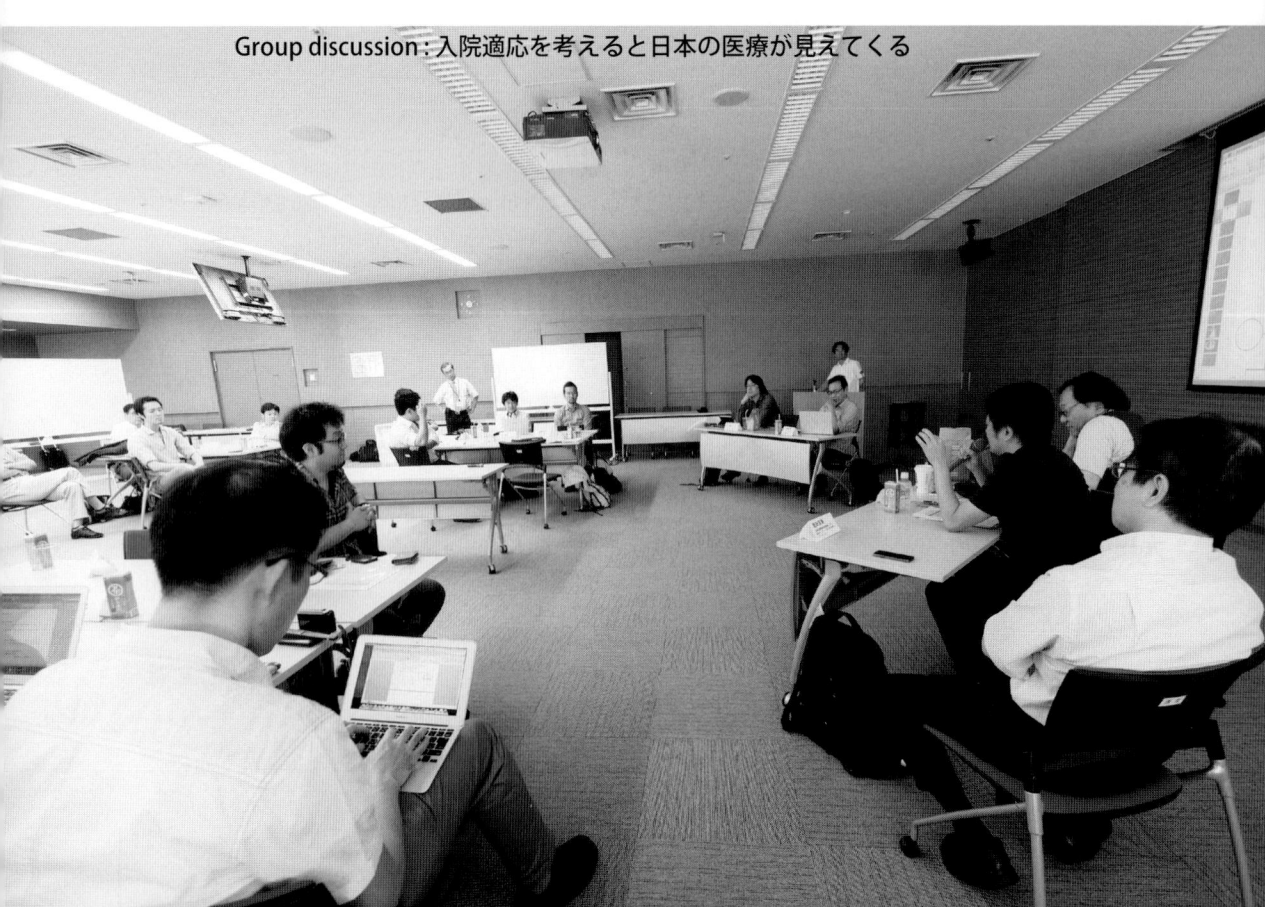

Group discussion：入院適応を考えると日本の医療が見えてくる

いう認識をもつことも大切だと思います．医師に限らず看護師もルーチン以上が求められる患者は診たくない．そのような心理がベースにあることを認識しておかないと，患者を診るのが医療者の仕事であろうという熱心な人の方が，逆に浮いてしまう．入院適応を考えるときには医療者のモチベーションを考慮することも大事だと思います．

松下：入院適応を決める医師のベースになっているものや環境が左右するということですね．この事例で呼吸器内科呼吸器内科の先生は，始めに見た印象でこの患者は入院させないと決めていたと思います．寝たきりになっていること，自分の専門ではないということが大きな理由だと思います．このあたりが各医師のモチベーションを落としているのではないでしょうか？

横林：困難そうに思える患者さんの入院を引き受けるにはモチベーションを上げていかなくてはいけないと思うのですが，モチベーションが上がらないのは，「わからない」ことに対する不安や恐怖が理由の一つだと思います．私は大学の前は，藤沼先生のところで家庭医療の後期研修をしていましたが，そこの病院では本症例のような患者さんの場合，速やかに受け入れてストレスなく働くことができたと思います．それはなぜかと考えると，先ほどのdeath conferenceや4分割表を用いたカンファレンスを結構盛んにやっていたからだと思います．うまくいかないことがあったら，看護師に促されて頻繁に4分割表を用いたカンファを行い，問題点を共有していく．そのような経緯で困った事例に対する対処法を獲得し，モチベーションも保てて，力もついてきて，大体の問題にも対応できるようになるのかなと．現在は大学の教員という立場ですが，IPE（interprofessional education）やIPW(interprofessional work)の一環としてdeath conferenceや4分割表を学生，研修医の教育に積極的に採り入れることで包括的・メタ認知的なものの見方が醸成され，難しい患者さんであっても積極的に担当したいというモチベーションにつながるかもしれない，と今日みなさんの話を聞いていて思いました．

松下：専門性を越えたところでの理解がモチベーションにつながるということでしょうか．

徳田：別の視点から，この症例は疾患，症状から非常に教育的な症例だと思います．GIM（general internal medicine）をそのような教育部門にしてほしいと思います．

松下：教育も総合内科医のひとつのモチベーションであり，このような症例にモチベーションを持たせることも，学ばせてもらうことを呈示するのも我々の仕事かもしれません．

　また，総合内科医が病院存在してこのような難しい症例を受け入れることは病院のシステムとしては非常に機能的だと思いますが．実際問題として，そこまでのマンパワーが揃うことはまれです．専門医の専門志向が強くなりすぎる傾向になることを経験しました．全国的に病棟総合医(ホスピタリスト)が不足する中で，このことは教育上けっしてよいこととは思えません．Minorityである総合内科が振り分けや教育など隙間的機能を病院内でもつこと

も一つの役割だと思います．

藤沼：今日の症例は，コミュニケーション，negotiation の大切さを教えてもらったと思います．

松下：これから我々が臨む高齢化社会に向けて，入院適応という視点でいくつかヒントを与えられました．

　入院適応は社会的倫理的な側面を抜きにしては考えられず，また適応は絶対的なものでなく施設や家庭医と病院との相対的なものであること．そしてそれには多くの要素が関与しているということですね．だからこそ，日頃のコミュニケーションが大切であり，基本はお互いをよく知ることで，そのためには face to face が大切．ツールとして death conference 四分割表，増院前カンファレンス Opensystem, IPE, IPW, negotiation の技術などの提言がありました．政策も含めて問題は山積みです．そんな中で，総合医，家庭医の存在は今後ますます重要になってくることを再認識いたしました．これでグループ討論を終了します．

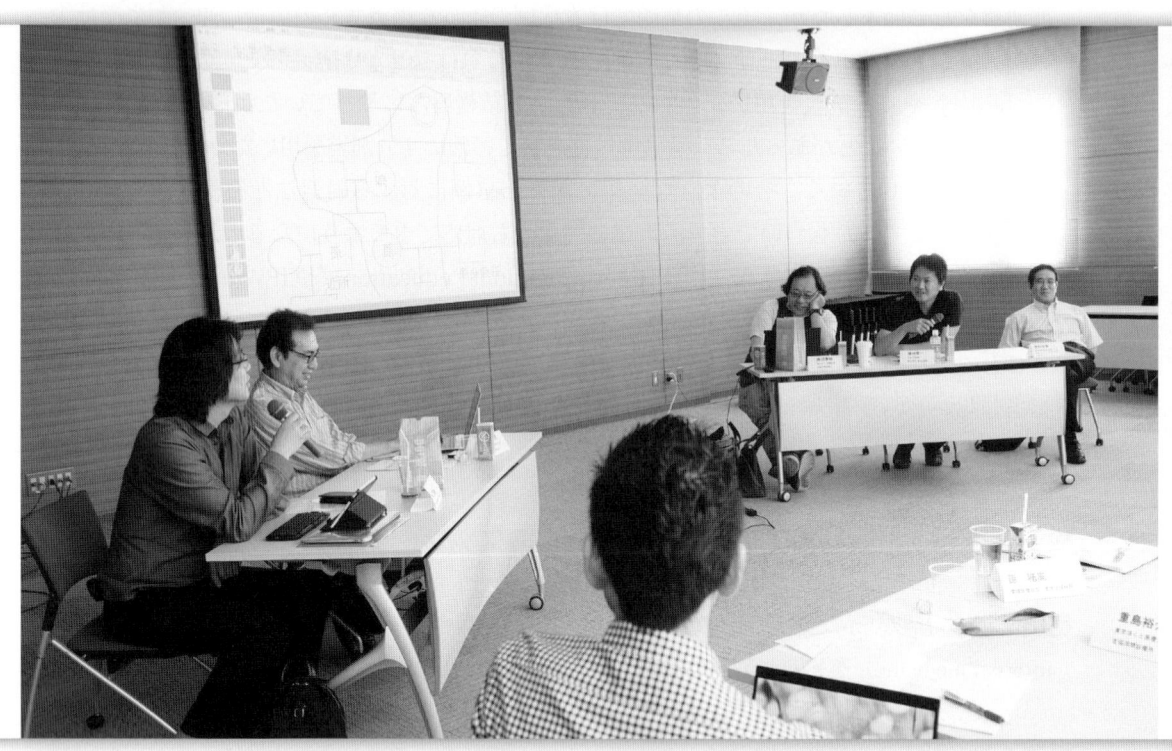

Group discussion：入院適応を考えると日本の医療が見えてくる

入院適応についての提言集，および意見

（入院適応を考えると日本の医療が見えてくる事前アンケート結果）

入院適応の判断は以下の手順にて行われる．
＜自分自身で患者の診療を行った場合＞

- まず，自施設と自分自身のミッションステートメントを認識する．次に「病状」を中心として，それをとりまく「患者の背景・文脈」「患者，家族のニーズ」「自施設のリソースの有無，経営的観点」の4つのカテゴリーを吟味して総合的に入院の適応を判断する．この際は入院の「目的」がこの中のいずれかに存在することを確認し，可能であれば「退院（ゴール）までの道筋」を思い描く．

＜自分自身で患者の診療を行わなかった場合，特に他の医療機関からの紹介の場合＞

- 基本的には上記と同様の手順となる
- 他の医療機関のニーズが加わることに注意する
- 情報は自分自身で集めたものではなく紹介元の医療機関からのものとなり，非常にセレクトされていることに注意する

（解説）

- 入院を考える上では，まず自施設や自分自身の果たすべき役割を明確にしておく必要があると思います．
- 4つのカテゴリーは入院を考える上で常に意識します．病状が重くても，どうしても本人が入院できない場合は危険性を納得してもらった上で外来治療を行うケースがあります．敗血症など入院適応となりうる病状であっても在宅看取り希望の癌の末期の方であれば在宅で治療しますし，めまい症など軽症でも独居で自宅生活が困難であれば入院とします．認知症が高度の方が入院する場合，自施設スタッフが不足していれば家族に協力を仰ぎつつ入院とします．空床がなければ，他院に紹介するか施設や在宅で治療することもあります．
- 入院の目的を明確にしつつゴールまでの道筋を思い描くことは，医師自身，患者や家族，医療機関やそのスタッフにとってもメリットが大きいと考えます．ただし複雑なケースでは入院中に経過をみたり，情報を集めたりしながらゴールを設定することも多いと思います．
- 他の医療機関からの紹介の場合，自分の欲しい情報が十分得られず入院の適応の判断に悩むケースが多くあります．自施設のミッションステートメントが重要な位置づけをしている印象があります．（A先生）

....

- 急性期病院と地域での医療資源の橋渡しが今後大切な課題となる
- 入院を判断する時点で，退院後までを見据えての情報収集，退院に向けての動き出しが必要である
- 地域での入院患者受け入れについては，元々の通院先にこだわらない病態に応じての診療受け入れ，積極的な病院 - 病院間での患者受け渡しが欠かせない

- 医療機関の連携については，医師のみならず多職種の連携が必須であり，コーディネーターは必ずしも医師である必要はないと考えられる（B先生）

・・

- 入院適応の判断と同時に退院調整を始める視点
- 医学的に入院適応がない場合に，入院せずにうまくソーシャルワークできる仕組み・連携体制の構築
- 予期される入院をいかに回避できるかという視点が重要（C先生）

・・

- 迷った時こそ入院すべし
- 週末は入院閾値を下げる
- 良くわからないケース，困ったケースは（重症でなくても）入院にして他の医師にも違う視点から診てもらう
- 患者希望での入院は外来の時点で（退院に向けての）ゴール設定を明確にする（D先生）

・・

- 入院に伴うコストを考える；その入院はコストに見合うか
- 入院させずにすむものは，入院させない（E先生）

・・

- 高齢者では，入院の効果とともに，リスクの検討をする必要がある．
  入院のリスクとは，
  1. 入院による認知症の周辺症状の悪化をきたし，入院せん妄をきたし，そのまま，沈静されて，嚥下困難となり，死亡するリスク．
  2. 入院での安静で，廃用症候群となり，ADLが低下して，寝たきり化するリスク．
  3. ベッド安静できず，トイレ通いから転倒のリスク．転倒により，骨折，脳出血などのリスクと，転倒のリスク管理として，抑制，縛られて，ADL低下や周辺症状の悪化をきたす，単純に人権侵害などのQOL低下を招く．
  4. 介護者が，病院へ看病に通院することが困難な場合には，在宅のほうが便利な場合がある．また，明らかに，軽症の肺炎や脱水の治療では，在宅ケアが安価である．
  5. たとえば，肺炎や脱水では，在宅ケアでの治療は，酸素吸入，吸引も在宅でできることから，十分に在宅ケアでも可能と考えられる．
  6. 肺炎，脱水の在宅ケア治療方法で可能な範囲を示して，その指針を明確にする必要がある．
  7. 入院のリスクについて，在宅や外来治療と比較した研究が必要とされている．
  8. 入院の適応に関しては，たとえば肺炎については，Community-Acquired Pneumonia N Engl J Med 2014;370:543-51. で考察されている．
  9. 入院のリスクの検討から，入院の適応であっても，在宅治療のほうが，安全で，安価である場合の指針を示していくのは，在宅医学や総合診療の責務であろう．（F先生）

- 「食べられない・動けない・歩けない」は入院です
- 病状の増悪に社会的要因が強く関連していて，かつ，その社会的要因を排除するためには入院管理以外には選択肢がない症例を選別できる能力を養う
- 医学的な適応だけでなく，心理的，社会的な適応も考える
- 病床稼働状況によっては，入院適応に"あそび"があることを認識する（G先生）

・・・

- 慢性的な問題であるのに，社会的弱者であるため，自治体の急性期病院でしか受け入れられない患者がいます．急性期病院がその役割（患者の安定化，急性期の問題解決）に特化できるよう，後方病院の確保を地域全体で行う．
- 慢性疾患の進行など，かかりつけ医が介入するべき点が放置され，寝たきり状態になってから救急搬送される事例が散見される．原疾患の臨床経過の予見が重要という意見に賛成です．急変ではなく，予見できていないだけのことが多い気がします．（H先生）

・・・

- 入院が必要かどうかは，医学的適応だけでは決まらない．
- レスパイト入院が必要な医療依存度の高い在宅患者が一定数存在する．（I先生）

・・・

- 入院のスムーズな受け入れには医師の意欲だけでなく病院全体の意識も必要
- 入院適応がないのに入院を希望する患者の対応は困難
- 電話対応だけで入院適応を判断しないで欲しい
- 自分の診療能力，施設の診療能力（満床であったり，手術や緊急処置ができない（内視鏡，カテ，透析等）を超えた症例を受けた時の対応をどうすべきか
- 夜間の救急患者を入院させる際，ナースなどスタッフの負担が大きく嫌がられる，入院させた医師が精神的苦痛を感じることがある．結果的に，入院適応であっても，翌日に来てもらうように返してしまう事がある．医師自体が救急や入院をことわる体質があることも問題があるが，医師が・救急や入院を受け入れても，病院スタッフの受け入れたくない体質が救急・入院を断る要因になっているように感じる事がある．スムーズな受け入れには病院全体の意識が必要．
- 入院適応でないのに入院させてほしいという患者の対応に苦慮することがある．
- 診察する前に電話問い合わせで入院適応がわかるのか，満床で断られることがある．
- 人格障害の方の入院．精神疾患というよりも人格障害，モンスターペイシェントを入院させてしまった場合の対応に苦慮する．事ある毎に医療スタッフにクレームをつけ，かなりの労力を取られる症例がある．（J先生）

- 私なりに急性医療に携った経験から敢えて箇条書きでは無く，考察してみる．入院適応とは，①患者の病態×②患者背景にある社会的問題×③地域医療におけるその病院の役割×④診療に携わる医師やコメディカルの能力ないし，モチベーションの積に依存するのではないだろうか．（全く問題無い場合は1と設定する）
- 例を上げると①×②×③×④では，患者の病態が全く問題なければ①の値は1，しかし社会的に独居の高齢者などであれば必然的に②の値が高くなり，入院適応となる．一方で，病院内での医師のモチベーションが低ければ（そもそも救急搬送すら受理しない可能性もあるが），その場合は④の値は1以下ないし0となり，入院適応ではなくなる．
- このように一元的に入院適応を考慮するのは困難である，何故ならば医療者の携わる医療ニーズ等に依存しているからである．（K先生）

アンケートにご協力いただきました先生方に御礼申し上げます．（編集部）

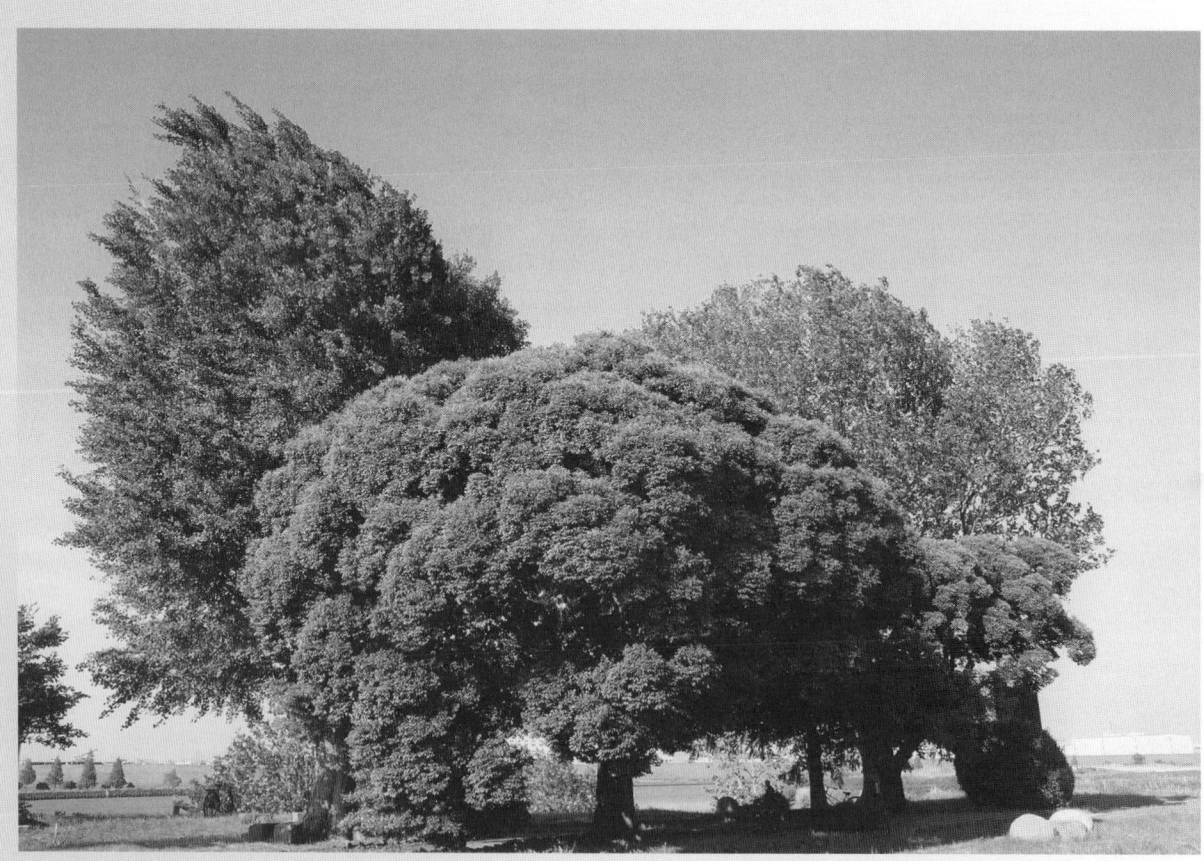

Lecture 　　質の高いプライマリ・ケアは不要な（緊急）入院を防げる？

藤 沼 康 樹

Lecture

質の高いプライマリ・ケアは不要な（緊急）入院を防げる？

藤沼康樹 Yasuki Fujinuma
医療福祉生協連
家庭医療学開発センター（CFMD）
コンソーシアム会長

藤沼：午後の部のLectureを始めます．『質の高いプライマリ・ケアは不要な（緊急）入院を防げる？』が今回のテーマです．最近病院へ行くと，病院の先生たちは疲弊しているなということを感じることがあります．特に内科系の先生たちにそう感じてしまうことが多々あります．いつも入院をお願いしてすまないな，という気持ちにもなります．なんとか不要な緊急入院は防げないものだろうかという思いからこのテーマを考えました．

Box1
都市部における2025年問題と高齢者医療

都市部における2025年問題と高齢者医療

- 高齢者人口
  - 2015年「ベビーブーム世代」が前期高齢者到達
  - 2025年には高齢者人口は約3,500万人に達する
- 年間死亡者数
  - 2015年には約140万人（うち65歳以上約120万人）
  - 2025年には約160万人（うち65歳以上約140万人）
- 都市部における高齢社会の問題は、高齢化率ではなく、高齢者の絶対数の爆発的増加による
- ⇒特に最期の場面をどう支えるかが、医療の最大の課題のひとつ

国立社会保障・人口問題研究所「日本の将来推計人口」

　私は働いているところが東京ということもありurban healthに対して関心を強く持っています．以前，徳田先生は沖縄では緊急入院依頼を断わるという文化はないとおっしゃっていました．断ってしまうと行くところがないから断ることはできないということでした．これはその地域の特性によるものもあります．東京や大阪の場合どうでしょうか．

　さて，人口動態をBox 1に示します．年間死亡者数ですが，2015年には約140万人（うち65歳以上約120万人）ですが，2025年には約160万人（うち65歳以上約140万人）に爆発的に増える予測が立っています．都市部における高齢社会の問題は，高齢化率ではなく，高齢者の絶対数の爆発的増加によることであり，それに伴い状態の悪い高齢者も増えることなのです．最後の場面をどう支えるかも最大の課題になってきます．これまで以上に高齢者が救急車に乗る場面も増えてくるわけです．このなかにはさほど重症でない人たちも含まれてきます．

Box2 Case1

高齢者救急

- 89歳女性
- 高血圧，慢性腎臓病で近医通院中．1か月前から，軟便3-4行/日．2週間前から，嘔気，食欲低下．かかりつけ医での血液検査では変化なし．今月で3回目の救急受診となった．
- 夫と二人暮らしで，今回は入院の準備をしてきた．結果的にはうつ状態，多剤投薬に起因する食思不振であった．
- 結果的に入院の必要はなかったが，家での介護が困難とのことで入院となった．

症例です（Box2）．

89歳女性．高血圧，慢性腎臓病で近医通院中．1か月前から，軟便3-4行/日．2週間前から，嘔気，食欲低下．かかりつけ医での血液検査では変化なし．今月だけで3回目の夜間救急受診となった．夫と二人暮らしで，今回は入院の準備をしてきた．すでに荷物を持って救急車を待っていたんですね．うつ状態で多剤投薬に起因する食思不振でありました．結果的に入院の必要はなかったが，家でおばあちゃんの介護を見切れないとの家族の意向もあり入院となったわけです．こんなケースは通称『丸投げ』と呼ばれます．ようするにかかりつけ医はなにをやっているんだ，丸投げじゃないかといわれるケースですね．

ここに高齢者救急の難しさがあります．

Box3 高齢者救急診療の難しさ ①主訴より経過

高齢者救急診療の難しさ①　主訴より経過

- 主訴：不全片麻痺　胸痛が先行なら⇒？
- 主訴：痙攣　動悸が先行なら⇒？
- 主訴：意識消失　呼吸困難が先行⇒？
- 主訴：めまい　背部痛が先行⇒？

寺澤 2011

高齢者救急における医学的判断は難しいと寺澤秀一先生がおっしゃっています（Box3）．
例として，
1) 主訴が不全性麻痺で脳梗塞を疑ったが胸痛があって**心筋梗塞**だった
2) 痙攣が主訴できたが，その前に循環器の症状があって実は**完全房室ブロック**だった
3) 意識消失，失神ですと言ってきたがその前から実は労作時呼吸困難がひどかったが**肺動脈血栓**だった
4) めまいですよといってきたが**大動脈解離**だった

つまり主訴のみでは診断がハズレになることが多いのです．どういう経過でそうなったのか聞いておかないと大変なことになるぞ，とレジデントによく言っております．次です（Box4）．

Box4 高齢者救急診療の難しさ ②既往歴から考える

高齢者救急診療の難しさ②　既往歴から考える

- 肝障害⇒腹痛，ショック⇒？
- 進行乳がん⇒便秘，意識障害⇒？
- 悪性腫瘍⇒腰痛，対麻痺⇒？
- 後縦靱帯骨化症⇒転倒後両上肢知覚過敏⇒？

寺澤 2011

既往歴も重要です．ERでは初めて見る患者さんということが多くあります．
1) 肝障害⇒腹痛，ショック⇒**肝臓癌破裂**
2) 進行乳がん⇒便秘，意識障害⇒**高カルシウム血症**
3) 悪性腫瘍⇒腰痛，対麻痺⇒**椎骨転移**
4) 後縦靱帯骨化症⇒転倒後両上肢知覚過敏⇒**頚髄症**

Box5
高齢者救急診療の難しさ
③ Polypharmacy：多剤投薬

> **高齢者救急診療の難しさ③**
> **Polypharmacy：多剤投薬**
>
> - 7剤以上は要注意！
> - ベンゾジアゼピン　⇒？
> - ワーファリン＋NSAIDS　⇒？
> - ワーファリン＋マクロライド　⇒？
> - ワーファリン＋キノロン　⇒？
> - ACEI＋スピロノラクトン　⇒？
> - ジギタリス＋ベラパミル　⇒？
> - テオフィリン＋キノロン　⇒？
>
> 寺澤　2011

そしてポリファーマシー*です．表に示すような薬剤の相互作用については，皆さんよくご存知のはずですが，防げないこともある．こうした問題は東京ではごく普通に見られるのですが，なぜ防げないかというと，これらが複数の別の医者から処方されていることがあるからなのです．また院内薬局から処方されていたりするとお薬手帳に処方内容が貼られていなかったりすることもありその場合は気づくことが難しく，注意が必要です．

* 提言―日本のポリファーマシー
編集：徳田安春
B5　200 ページ
ISBN　978-4-906842-01-8
定価 3,600 円
尾島医学教育研究所．2013

Box6
高齢者救急診療の難しさ
④ 外傷の有無

> **高齢者救急診療の難しさ④**
> **外傷の有無**
>
> - 訴えがなくても外傷があることがあるので，各部の痛みの有無をしつこくきくこと
>   – 骨折の見逃しはしばしば後で問題になる
> - この数日でうごけなくなったという訴えがあれば，以下の可能性を忘れないこと
>   – バイタルサイン，特に体温
>   – 骨折，特に大腿骨頚部骨折

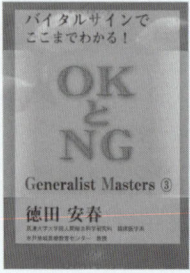

* バイタルサインでここまでわかる！
OKとNG．カイ書林．2010
編集：徳田安春
単行本 A5 版　150 ページ
ISBN　978-4904865026
定価：2,800 円＋税

外傷の有無を見逃さないことも大変重要です．とにかく訴えがなくても外傷があることがあるので，**各部の痛みの有無をしつこく聞くこと！**

これは Pearl です！骨折の見逃しは，しばしば後で大きな問題になるからです．
以下のチェックをしましょう．
1) バイタルサイン，特に体温
2) 骨折，特に大腿骨頚部骨折

在宅でやっているとヘルパーさんから電話かかってきて『この数日間患者さんが動けないみたいで立ち上がると右側に倒れちゃうんです』と言ってきます．脳卒中か，脳梗塞が再発したのかと思ってみてみると，熱がある．在宅ではこのほかに呼吸数を診ることが大事です（**バイタルサインでここまでわかる！OKとNG***）．在宅で呼吸数を測る人はまだ少ない．『**こんちわ往診**』といってただ話すだけのようなことだけやってると，熱があるというだけで病院行けと言ったりする．これは不要な緊急受診です．都市部では，非常に広い範囲を診療圏でもつ在宅専門クリニックがあります．この間、たまたま往診でその車を見かけて，その先生が団地の外側を歩いていました．部屋に入ったなと思ったら 2 分ぐらいでその先生は出てきました．ものすごい早い (笑)．まさに『こんちわ往診』の典型だったのですが，在宅医療も急速に拡大した影響もあって玉石混交です．質の高いものから，えっ！と驚くほど低いものまであります．

Box 7
情報提供のコツ：家に帰す場合

> **情報提供のコツ：家に帰す場合**
> - 事後的に苦情をいわれないための配慮〜帰すときこそ丁寧に，親切に，カリカリした時に失敗する．
> - 患者のかかりつけ医，在宅医，施設担当者（医）とのPoor communicationが診療の質を左右する．繰り返しの来院をさけるためには，Face-to Faceのコミュニケーションが必要．手紙のやりとりだけではキビシイ
> - CGAにより，機能低下，認知能低下，うつ状態の有無，サポートシステムの不足をERから伝えることも有効
>
> 寺澤 2011

家に帰す場合，入院が必要ないときこそ後で苦情をいわれないために丁寧に，親切に返しなさいということです．急いでいるときなど，これをカリカリした態度で返すと後で苦情がきやすい．とにかく苦情が来ることを念頭に入れて丁寧に返すことが大事です．

患者のかかりつけ医，在宅医，施設担当者（医）とのPoor communicationが診療の質を左右する．繰り返しの来院をさけるためには，Face-to Faceのコミュニケーションが必要です．やはり手紙のやりとりだけでは厳しいです．

かかりつけ医といっても，高血圧で通院している安定した患者という認識しかなく，患者さんの日常生活を把握できていないことも多い．そういった点でERのほうから実はこの方，認知機能の低下があるということを伝えることも重要だったりします．中等症レベルの認知症はプライマリ・ケアでしばしば見逃されているというデータもあります．普通に元気ですかと尋ねて，『大丈夫です』と返事されるだけだと全く気付かれないで見逃されることがある．

生活サポートシステムの不足をERから伝えることも有効となります．

Box 8
米国救急医学会高齢者救急の質指標

> **米国救急医学会**
> **高齢者救急の質指標**
> 1) 認知機能の評価（高齢者の機能評価が不十分であることを反映）
> 2) 痛みのマネージメント（高齢者の救急患者の痛みへの対応が不十分であることを反映）
> 3) 紹介先との連携（施設やかかりつけ医との情報の伝達などが不十分であることを反映）
>
> Terrell, Kevin M., et al
> Academic Emergency Medicine 16.5 : 441-449, 2009

Academic Emergency Medicine 米国救急医学会から提示された，コンセンサス研究に基づく高齢者救急の質指標を紹介します．

1) 認知機能の評価（高齢者の機能評価が不十分であることを反映）
2) 痛みのマネージメント（高齢者の救急患者の痛みへの対応が不十分であることを反映）
3) 紹介先との連携（施設やかかりつけ医との情報の伝達などが不十分であることを反映）

この3つが質指標になるということは，要は「現場でやられていない」ということです．1) 認知機能評価はERの現場ではされていないのですね．これは救急では目の前の高齢者の背景までわかっていないで対応しているということも指します．2) 痛みのマネジメントがされていない，つまり救急車で運ばれている間，我慢させられている状況をさします．
3) は施設やかかりつけ医から送られてくるときに情報伝達が不十分であることを指します．やはり極力face to faceでやった方がよいです．施設から検査希望を受けた時に，検査を必要ないと手紙で返した場合と，顔を見ながら説明する場合を比較した研究があって，手紙の場合では，もう一度同じ検査オーダーが施設からくる傾向にあるという結果が出ています．

Box 9
入院適応のない患者さんその対策？

> **入院適応のない患者さん その対策？**
> - 帰宅支援部
> - 暮らしの保健室（秋山正子）
> - Ambulatory care-sensitive conditionsへの対応強化
>
> ⇒プライマリケアレベルでの予期的なケアが重要

では入院適応のない患者さんに対してその対策（Box 9）はどうしたらよいのか？

あるER部門で帰宅支援部を作りましょうという話が出たときいています．夜間では医者一人，事務一人，看護師一人という状況はよくあります．この状況では帰宅支援は正直難しい．

新宿のとある集合住宅では，夜な夜な救急車で高齢者がある公的病院に運ばれていっているところがありました．あまりにも夜間救急にくるので，そのうちその病院からもう勘弁してくれという苦情が区役所に行きました．どうしたらよいかということで対策として訪問看護師の秋山正子氏が，その集合住宅の1階に「暮らしの保健室」を設けました．昼の間にお年寄りが気軽に相談に来れるようなところを設けたのです．最近どうも食欲がないとか，日常的な不安などの相談に次第に多くのお年寄りが訪れるようになりました．その後は夜間の救急車の数も減ってきたとのことです．このケースの背景から読み取れることは，大都市のプライマリ・ケアには日常的に高齢者が相談に乗れるようなAccessibilityがないことを示している1つの例かもしれません．

Box 10
Hospitalization Associated Disabilities

> **Hospitalization Associated Disabilities**
> - そもそも入院そのものがHarmful
> - JAMA 2011
> - 70歳以上の入院患者では35％に生じる．
>
> （JAMA 2011）

Ambulatory care-sensitive conditionsへの対応強化（Box10）ですがプライマリケアレベルでの予期的なケアが重要入院というものは良くありません．Hospitalization Associated Disabilities（JAMA 2011）ではいかに入院が良くないかが示されています．そもそも入院そのものがHarmfulなのです．いかに入院させないで済むかが重要です．

70歳以上の入院患者では35％に生じています．

Box 11
Ambulatory care-sensitive conditions について

> **Ambulatory care - sensitive conditions**
> - 救急現場の声…「どうしてこんなん入院させるの？」「丸投げはやめて！」
> - プライマリ・ケアの現場で適切にマネージメントすることで，不必要な入院を防ぐことができる可能性のある状態
>   - 悪化や再燃を防ぐことのできる慢性疾患
>   - 早期介入により重症化を防ぐことのできる急性期疾患
>   - 予防接種等の処置により発症自体を防ぐことのできる疾患

救急現場の声として「どうしてこんなん入院させるの！？」「丸投げはやめて！」という声はよく聞きます．
① プライマリ・ケアの現場で適切にマネージメントすることで，不必要な入院を防ぐことができる可能性のある状態
② 悪化や再燃を防ぐことのできる慢性疾患
③ 早期介入により重症化を防ぐことのできる急性期疾患
④ 予防接種等の処置により発症自体を防ぐことのできる疾患

この4つをすれば緊急入院は防げるのではないかということです．

Box12　医療政策研究対象としてのACSCs

医療政策研究対象としてのACSCs

Tian, Y., A. Dixon, and H. Gao.
"Emergency hospital admissions for ambulatory care-sensitive conditions: identifying the potential for reductions."

London: The King's Fund
www. kingsfund. org. uk/publications/data-briefingemergency-hospital-admissions-ambulatory-caresensitive-conditions (2012).

ACSCs（Ambulatory care-sensitive conditions）はヨーロッパの医療政策研究対象です．これは簡単に言うと入院のコストを減らしたいというものです．国家的に医療を保証しているところは，入院により医療費をどうやったら減らせるかということを考えています．不必要な入院というものに非常に関心を持って調べています．

Box13

Vaccine-preventable
1. Influenza and pneumonia
2. Other vaccine-preventable conditions

Chronic
1. Asthma
2. Congestive heart failure
3. Diabetes complications
4. Chronic obstructive pulmonary disease (COPD)
5. Angina
6. Iron-deficiency anaemia
7. Hypertension
8. Nutritional deficiencies

Acute
11. Dehydration and gastroenteritis
12. Pyelonephritis
13. Perforated/bleeding ulcer
14. Cellulitis
15. Pelvic inflammatory disease
16. Ear, nose and throat infections
17. Dental conditions
18. Convulsions and epilepsy
19. Gangrene

ACSCsをこのように並べてみています．**Vaccine-preventable**, **Chronic**の状態が急に悪化するもの，そして**Acute**, 外来で何とかなるもの．このようにマクロな視点から入院をみています．

Box14

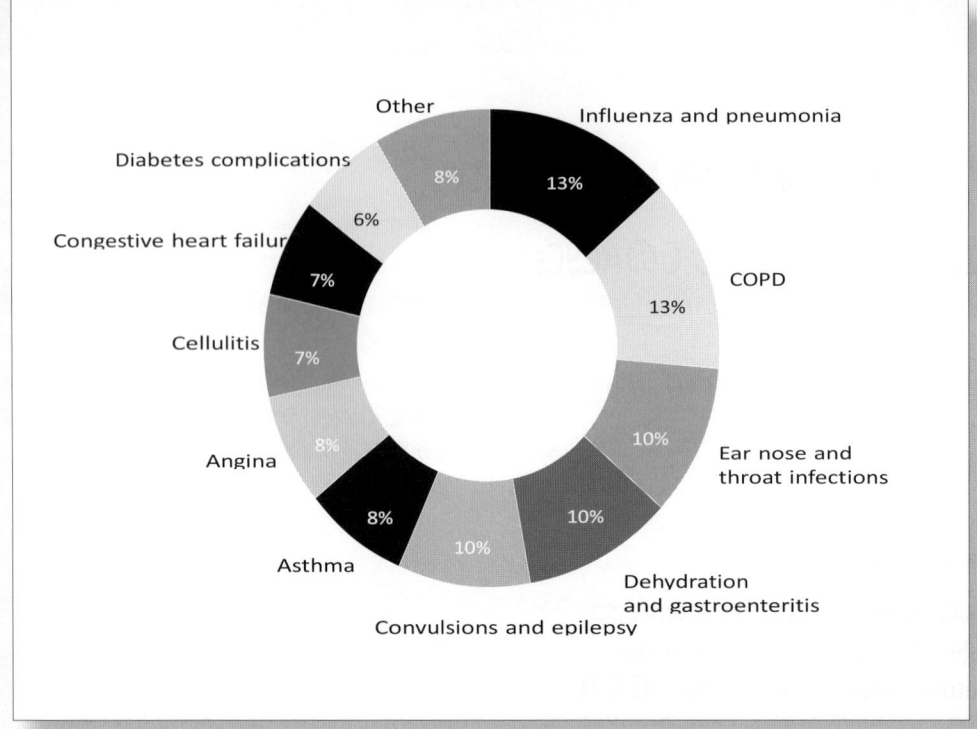

それを踏まえてこの英国データをみると興味深いですね（**Box14**）．13%占めているインフルエンザ，COPDなどが割と幅広く占めています．

Box15

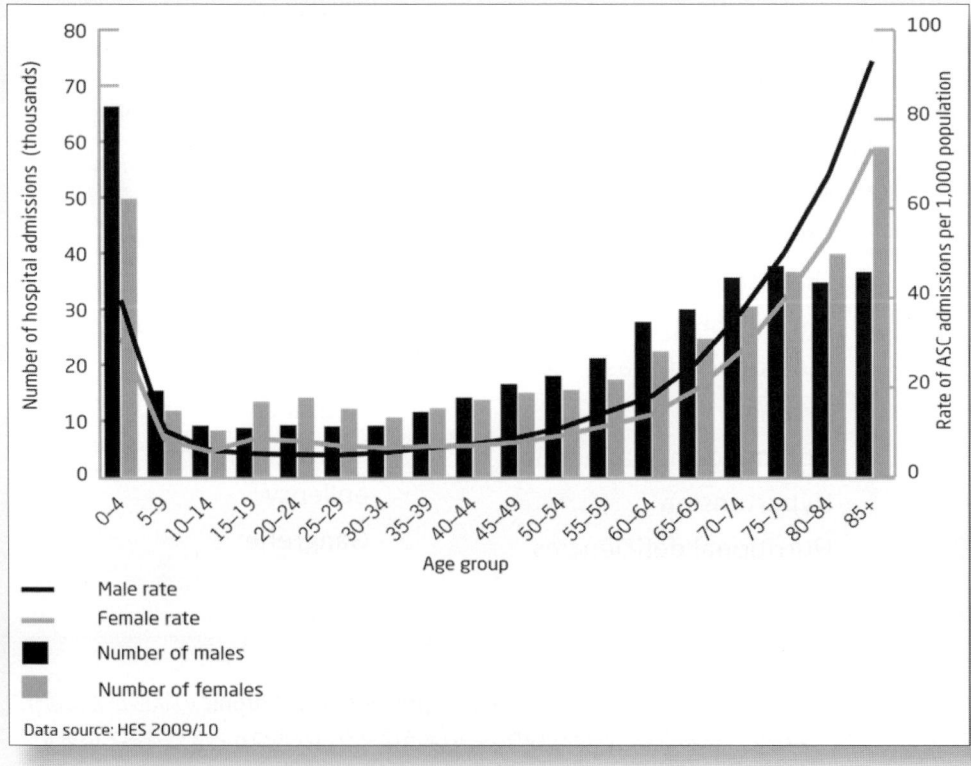

Box15は年齢層です．小児と高齢者にACSCsが多く当てはまっている人たちが多い．英国らしいとも言えますがACSCsで入院する人は貧困者が多いようです．

Box16　都市部のプライマリ・ケアの分断

- 75才男性　72才の妻と二人暮らし
- 問題リスト
  1. 糖尿病・高血圧：A内科医院（糖尿病専門医）にて経口血糖降下剤処方
  2. 心房細動：B病院循環器内科にて抗凝固薬処方
  3. 変形性膝関節症：C整形外科医院にてNSAIDS処方及び物理療法
  4. 皮脂欠乏性湿疹：D皮膚科医院にて軟膏処方
  5. 白内障：E眼科医院にて保存的治療
  6. そして，ものわすれがひどいことが気になり，F病院神経内科受診する予定

　例えば東京（都市部）だと一人のお年寄りがたくさんの医者にかかっていることがよくあります（Box16）．
　こうなってくると誰が主治医かもうわからない．B病院循環器内科で，なぜワーファリンが投与されたかといえば，前医が内分泌が専門でワーファリンは専門外なので投与したことがなくB病院に依頼したそうです．ただ，だんだん動けなくなってくるので通うのが大変になってきます．けれどもお金がある人なのでこれだけの病院にかかるのです．お金のない独居の人とは少し状況が異なります．

Box17
リサーチ・クエスチョン「この入院は防ぐことができたか？」

リサーチ・クエスチョン：「この入院は防ぐことができたか？」

- Freudらは，ドイツのある地域の拠点病院における入院患者の中で，ACSCsと判断された104事例をとりあげ，紹介元の家庭医に「この入院は防ぐことはできたか？」というテーマでインタビュー調査を行うという非常に興味深い質的研究を行った．

Freund T, Ann Fam Med, 11(4):363–370, 2013

　私がACSCsに関心を持ったきっかけの論文ですが，Freund T, Ann Fam Med, 11(4):363–370, 2013 この記事の中でリサーチ・クエスチョンが挙げられていました（Box17）．
　「この入院は防ぐことができたか？」Freudらは，ドイツのある地域の拠点病院における入院患者の中で，ACSCsと判断された104事例をとりあげ，紹介元の家庭医に「この入院は防ぐことはできたか？」というテーマでインタビュー調査を行うという非常に興味深い質的研究を行ったのでした．これは病棟スタッフが行ったら大変なのでリサーチャーの先生が行ったようです．
　この調査に私は感銘を受けましたが，実際に調査に応じた家庭医は全体の14%だったそうです．中には気分を害された医師もいたようですね．その結果得られた提言を次のBox18に示します．

18 研究結果からの政策提言

- 患者の社会的背景，服薬アドヒランス，セルフマネージメント能力などを評価し，ACSCsで入院のリスクの高い患者を同定すること．
- 処方を定期的に見直すこと．
- 入院のリスクの高い患者には定期的に電話で状態を聞くこと
- 患者及び介護者にセルフマネージメントについて教育すること，特に症状悪化時の対応法
- TV電話や遠隔モニタリングの導入
- 患者にかかわる各セクターとの日常的なコミュニケーションの強化する
- ACSCsで入院となった責任は各セクターで共有すべきで，プライマリ・ケア現場のみに帰するべきでないという合意形成を地域で実施

Freund T, Ann Fam Med, 11(4):363–370, 2013

　今診ている**患者の社会的背景，服薬アドヒランス，セルフマネージメント能力**などを評価し，ACSCs で入院のリスクの高い患者を同定すること．

　処方絡みの入院が多いので**定期的に見直す**必要がある．特に**高齢者はポリファーマシーに注意**しましょう．別の医師にかかった時は確認しましょう．薬局で服薬している薬も忘れずにチェックしましょう．

　入院のリスクの高い患者には定期的に電話で状態を聞くこと．これは救急車を呼ぶか呼ぶまいかの瀬戸際の患者がいるとします．ただそのあと数日後にもう一回あとで診ましょうか，というような時間を空けて診るケースの場合を指します．この場合はその診察直後に救急車を呼ぶことになるかもしれません．毎日電話をして状態の確認を取ろうという提言です．

　患者及び介護者にセルフマネージメントについて教育すること．特に症状悪化時の対応法を事細かに決めるというもの．この場合は診療所，この場合は救急車というように決めておくということです．

　遠隔地の場合は **TV 電話や遠隔モニタリングの導入**をするということ．
患者にかかわる各セクターとの日常的なコミュニケーションの強化することも大切です．送るところ送られるところは決まっていますからそういったところとは日常的にコミュニケーションを測ることが大切です．

　ACSCs で入院となった責任は各セクターで共有すべきで，プライマリ・ケア現場のみに帰するべきでないという合意形成を地域で実施することはかかわっているところ全体の問題としてとらえて考えることが大切なことです．

Box 19
82 歳の女性

> 高齢者医療は多次元的アプローチが必要
>
> - 82歳の女性　息子夫婦と3人暮らし
> - 軽度の認知障害，不眠，白内障，難聴，骨粗鬆症，腰痛と膝関節痛があり，さらに糖尿病，高血圧症，心不全で投薬を受け下剤を常用している．足の爪の変形がある
> - この患者がある日家族につれられて受診
> - 主訴は尿失禁と食欲不振である

　82歳の女性．この患者さんが実際に私のところに家族につれられて受診してきたわけですが，夜中ガタガタと音がするからお嫁さんが廊下をのぞくと，尿を漏らしてしまい拭いている祖母を発見したとのこと．主訴は尿失禁と食欲不振である．息子夫婦と3人暮らし．軽度の認知障害，不眠，白内障，難聴，骨粗鬆症，腰痛と膝関節痛があり，さらに糖尿病，高血圧症，心不全で投薬を受け下剤を常用している．足の爪の変形がある．

広角レンズに切り替えてみる

　この患者さんは，「利尿剤増量⇒尿量増量」「歩行障害」「白内障」「トイレまでの距離と照明」が，累積して，尿失禁として問題が顕在化しておりました．病態生理的な因果関係がないものは累積して受診や入院の閾値を超えるということはよくあります．これで泌尿器科に行ったりしていたら膀胱機能検査とかされたかもしれません．一歩引いて総合的に評価してみましょう．その手助けとなる研究がされています．5つの指標を次に記します（Box20）．

Box20

> Diagnosis of Illness Presentation in the Elderly
> 高齢者の病いの表現型を診断上考慮する
>
> - The Medical Model
> - The Synergistic Morbidity Model
> - The Attribution Model
> - The Causal Chain Model
> - The Unmasking Event Model
>
> Fried LP JAGS 1991, 117-123

Fried LP JAGS 1991, 117-123 より

Box21　The Medical Model

　The Medical Model とは疾患を診断することで当該の問題が説明できて解決できるもの（Medical Model）は41％しかないという研究結果が出ました．全体の半分も占めておりませんでした．

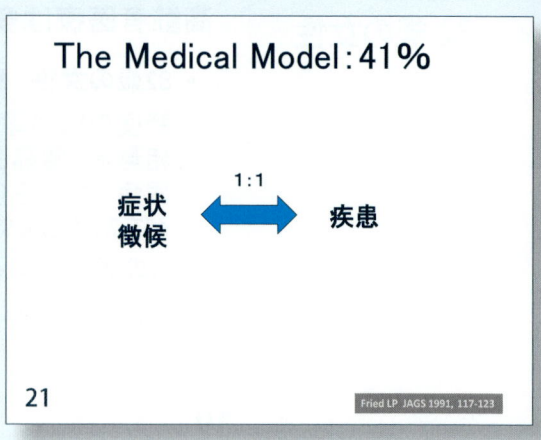

Fried LP JAGS 1991, 117-123 より

Box22　The Synergistic Morbidity Model

　The Synergistic Morbidity Model とは「合わせ技」といわれているものです．A→B→C という病態生理的な因果関係がない疾患が累積して生活機能維持の閾値を超えて受診に至るというものを指します．12％を占めていました．

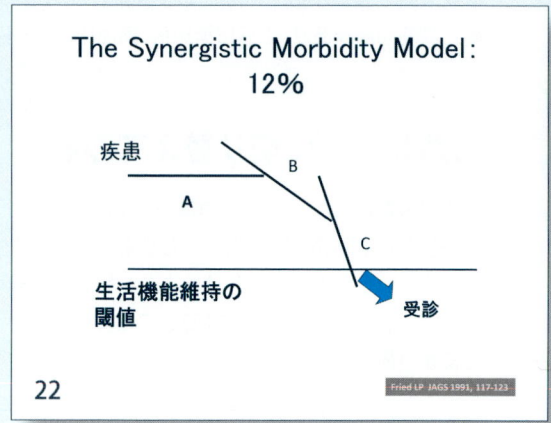

Fried LP JAGS 1991, 117-123 より

Box23　The Attribution Model

　The Attribution Model とは例えば，便秘かと思っていたがじわじわと潜行性に大腸がんが進行していたというようなケース．あとで出血してわかったというようなもの．つまり少し遅れて受診の閾値を超えてくるというモデルを示しています．24％と割合高い値を示しています．

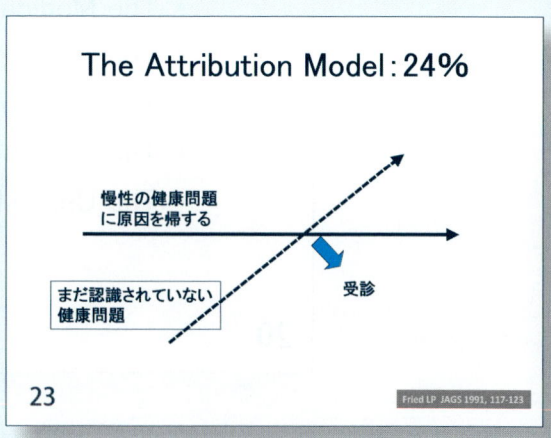

Fried LP JAGS 1991, 117-123 より

Box24　The Causal Chain Model

　The Causal Chain Model とは病態生理的な因果関係が結びついて受診に至るものを指します．例えばバルーンが入って尿路感染があってセプシスになるというようなものです．21％を占めます．

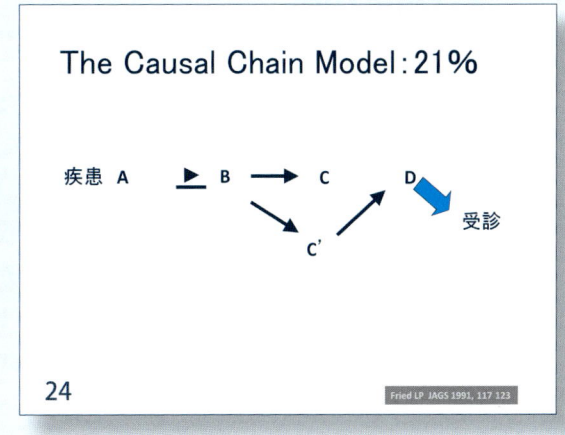

Fried LP　JAGS 1991, 117-123 より

Box25　The Unmasking Event Model

　The Unmasking Event Model とは状態は変わっていないがあることをきっかけに入院するようになってしまったような事象を指します．7％を占めます．
例）認知症の男性
　周囲から仲の良いご夫婦とみられている人たちがいました．おじいちゃんはいつもおばあちゃんと一緒にいました．ある時おばあちゃんが肺炎で入院しました．その後おじいちゃんは隣の家に上がりこんでしまったり，問題行動を起こすようになりました．家族が「おじいちゃんが急にぼけた」といって受診しに来ました．おばあちゃんが一緒のときは，おじいちゃんの行動が破綻しそうなところで事前に食い止めていたのでした．そのせいでおじいちゃんの問題行動に周囲は気づきませんでした．おばあちゃんがいなくなったことで問題行動が表面化したのです．おじいちゃんはもともと認知症だったのです．

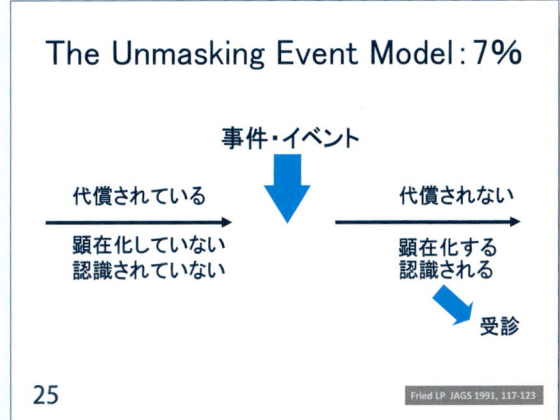

Fried LP　JAGS 1991, 117-123 より

不要な入院を防ぐための本日の Pearl

> 不要な緊急入院を防ぐために，プライマリ・ケアフィールドはもっと戦略的に取り組む事が必要
> 救急現場は Face-to-Face のコミュニケーションをプライマリ・ケアフィールドと
> Ambulatory care-sensitive conditions の各種レイヤー（階層）の管理を多職種協同で
> 高齢者の健康問題をもっと多次元的にとりあつかうことで不要な入院を防ぐ

全体討論

松下：このようなトレーニングを受けてない方に対する対策はどのようなことが考えられるでしょうか．

藤沼：施設の看取りの話がありましたが，東京では施設がたくさんできてきています．これまでグループホームでは安定して問題の少ない（比較的元気な利用者）を入所させたいというところが多かったです．しかし今は入所者さんの確保のためには，それだけでは廻らないからかなり重症な人を見なければいけなくなってきている．がんの終末期の方や，そうとう難しい認知症の方たちが入所者さんとしてはそれほどめずらしくなくなってきている．そして，グループホームでそのような人たちを看取る場面が出てきており，職員の方の学びのニーズも変わってきています．

フロアA：送る側としてよく経験することがあります．入院できるよというメッセージが伝わることで入院の抑止につながることがあります．特に終末期ではよく経験します．いざってときはバックに行く病院がありますよというメッセージが伝わっているのでじゃあもう少し頑張るかとういうことになる．そのうち最終的に看取れたということがある．在宅ターミナルをやっていく中で，いわゆるバックベッドに関して取り組まれているところや，地域包括ケア病床が始まります．それとは逆に入院できない不安感から，つい病院に行かれてしまうのではないでしょうか．

大島：確かに病院の機能が大きくなると，ある程度セレクトした患者さんしか入れなくなります．それほど大きくないけど急性期もとりますよというところがあればいいと思います．

藤沼：この研究会でしばしば問題になるケースがあります．在宅ターミナルでは何かあったら入院依頼してくださいと言われて在宅に送られてくるケースなどです．こうした場合家族は主治医はどっちなのか迷うことがある．つまり主治医はあくまで大学の先生で，大学の先生から僕らに何やってほしいのかといえば，往診して点滴してくれてればいいんですという．おそらく受ける側の大学病院の先生には在宅ケアのイメージがあまりないのだと思うのです．主治医の権限の移行があいまいなところがあり，そこが問題の本質の時もあるのです．退院前カンファレンスを行っても，そこでもはっきりしないことがありますね．

大島：もともと大学との医療機関との関係がない家族だとすると，帰った直後は病院の方に気持ちが向いているので，何かあるとすぐそちらへとなりますよね．だんだんと一定の期間が生じて何回か往診とかできてくるとそのあたりの信頼関係が作れてきます．しかし予後2週間とかで信頼関係ができてない状態で急変してしまうとまた帰って行ったりします．

藤沼：とにかくこうしておけば防げたかな，というACSCsについてのカンファレンスはや今後地域でやりたいことの一つですね．そんな事象をこの後のセッションで重島先生にお願いしてあります．
では次は東葛病院の栄原智文先生によるShort Lectureをお願いします．

| Short lecture | 入院適応を考える際に知っておくべき日本の医療政策
栄原 智文

働き盛りの入院適応
石丸 裕康

Short Lecture

入院適応を考える際に知っておくべき日本の医療政策

栄原智文 *Tomofumi Sakaehara*
医療法人財団　東京勤労者医療会
東葛病院
日本プライマリ・ケア連合学会　家庭医療専門医

栄原：東葛病院の栄原智文と申します．本誌108頁の『入院適応を考える際に知っておくべき日本の医療政策』を執筆致しました．本日はその内容も踏まえたうえで先生方のご意見を頂きたいと存じます．

　　私は卒後9年目の臨床医で，昨年度から社会人大学院で医療政策学を専攻しています．

Box 1　入院適応を考えるなら日本の医療政策の概要を知っておくべき

要旨

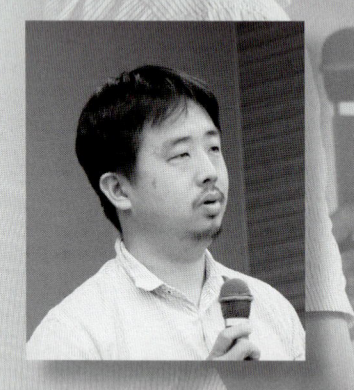

入院適応を考えるなら
日本の医療政策の概要を知っておくべき

- 卒後9年目の臨床医で、昨年度から社会人大学院で医療政策学を専攻しています
- まだ「書生」レベルでありますが、自分がこれまでに学んだ範囲で皆さんにお伝えできればと思います

01

医療政策のおさらいです．キーワード（Box2）は次の3つを考えます．

Box 2 キーワード

1. 2025年問題
2. 病床機能分化
3. 地域包括ケアシステム

02

まず2025年問題についてです．医療界では聞きなれたフレーズとなっています．"ベビーブーム世代""団塊世代"2015年には前期高齢者（65～74歳）が2025年には高齢者人口は約3,500万人に達します．

高齢者が増えることで医療に与える影響とはどんなことでしょうか．

Box 3 2025年問題と多死社会

1. 2025年問題と多死社会

- "ベビーブーム世代""団塊世代"2015年には前期高齢者（65～74歳）
- 2025年には高齢者人口は約3,500万人
- 高齢化の「速さ」→高齢化率の「高さ」

03

Box 4 日本の人口統計予測

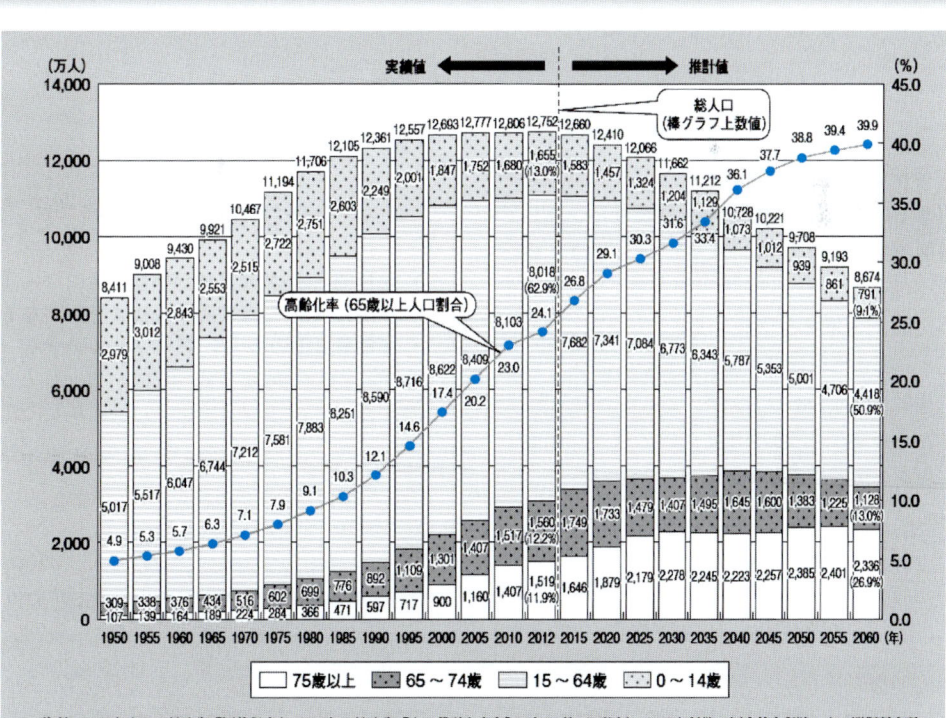

資料：2010年までは総務省「国勢調査」、2012年は総務省「人口推計」（平成24年10月1日現在）、2015年以降は国立社会保障・人口問題研究所「日本の将来推計人口（平成24年1月推計）」の出生中位・死亡中位仮定による推計結果
（注）1950年～2010年の総数は年齢不詳を含む。高齢化率の算出には分母から年齢不詳を除いている。

入院適応を考える際に知っておくべき日本の医療政策

35

このグラフは日本の**人口統計予測**（Box4）を示します．棒グラフは総人口を示し，2014年が頭打ちとなり，総人口が減少に転じていく予測となっています．しかし高齢化率は2014年を過ぎてからも上昇し続けていく見通しが立っています．

高齢者統計2025年予測(Box 5)です．
世帯主65歳以上が約1,340（2005年時点）から1,840万世帯に増えます．
そのうち約7割が一人暮らし・高齢夫婦のみ世帯という状況になります．
一人暮らし世帯は約680万世帯（約37%）を占めます．
年間死亡者数は約140から160万人となり現状より20万人増えます．

Box 5
高齢者統計 2025年予測

高齢者統計 2025年予測

- 世帯主65歳以上　約1,340→1,840万世帯
- 約7割が一人暮らし・高齢夫婦のみ世帯
- 一人暮らし世帯は約680万世帯（約37%）
- 年間死亡者数は約140→160万人

05

今後の問題点（Box 6）です．高齢者救急を行っている急性期病院・救急医療がパンクして機能不全になるのではといわれています．病院死（8割）は全て受け入れはできなくなるでしょう．20万人増える将来，病院での看取りは今までと同じようにはいかなくなるでしょう．
高齢者医療のあり方，質，コスト，システム，これら以外にも2025年に向けて様々な側面で影響を与えてくると考えられます．

Box 6
今後の問題点

今後の問題点として

- 急性期病院・救急医療が機能不全に？
- 病院死（8割）は全て受け入れはできなくなる？
- 高齢者医療のあり方　質・コスト・システム

06

キーワードの2つ目です.
2. 医療計画と病床機能分化（Box 7）です.
医療計画（医療法第30条4-11項）ですが，昭和23年に制定されてから10数年ごとに計5次改正がなされ，現在第6次改正が議論されています.「社会保障・税一体改革大綱（2012年2月）」がスローガンとして閣議決定されました．盛り込まれたものが下記の3つです.

- 急性期をはじめとする医療機能の強化
- 病院・病床機能の役割分担・連携の推進
- 在宅医療の充実

これらに基づいて医療計画が見直されています.

Box 7
2. 医療計画と病床機能分化

2. 医療計画と病床機能分化

- 医療計画（医療法第30条4-11項）　昭和23年
- 10数年ごとに計5次の改正、現在第6次改正
- 「社会保障・税一体改革大綱（2012年2月）」
- 急性期をはじめとする医療機能の強化
- 病院・病床機能の役割分担・連携の推進
- 在宅医療の充実

07

Box 8
具体的には

- 医療連携体制及び住民への情報提供推進策居宅等における医療の確保
- 医師，看護師等の医療従事者の確保
- 医療の安全の確保
- 地域の二次医療圏，三次医療圏の設定
- 基準病床数の算定（見直し）

具体的には**五疾病五事業**では，がん，脳卒中，心筋梗塞，糖尿病，精神疾患，が五疾病として挙げられます．救急医療，災害時における医療，へき地の医療，周産期医療，小児救急医療を含む**小児医療**が五事業として挙げられています.

- 医療連携体制及び住民への情報提供推進策居宅等における医療の確保
- 医師，看護師等の医療従事者の確保
- 医療の安全の確保
- 地域の二次医療圏，三次医療圏の設定
- 基準病床数の算定（見直し）

これらが検討されています．（Box 8）.

Box 9 今後の病床機能予測

【2012(H24)】 → 【2025(H37)】

2012(H24):
- 一般病床（109万床）
- 療養病床（24万床）
  - 介護療養病床
- 介護施設（98万人分）
- 居住系サービス（33万人分）
- 在宅サービス（320万人分）

【取組の方向性】
○入院医療の機能分化・強化と連携
  ・急性期への医療資源集中投入
  ・亜急性期、慢性期医療の機能強化　等
○地域包括ケア体制の整備
  ・在宅医療の充実
    ・看取りを含め在宅医療を担う診療所等の機能強化
    ・訪問看護等の計画的整備　等
  ・在宅介護の充実
    ・在宅・居住系サービスの強化・施設ユニット化、マンパワー増強　等

2012年診療報酬・介護報酬の同時改定を第一歩として取り組む

医療法等関連法を順次改正

【患者・利用者の方々】
・病気になっても、職場や地域生活へ早期復帰
・医療や介護が必要になっても、住み慣れた地域での暮らしを継続

医療・介護の基盤整備・再編のための集中的・計画的な投資

2025(H37):
- 高度急性期
- 一般急性期
- 亜急性期等
- 長期療養
- 介護施設
- 居住系サービス
- 在宅サービス

地域に密着した病床出の対応
相互の連携深化
「施設」から「地域」へ・「医療」から「介護」へ

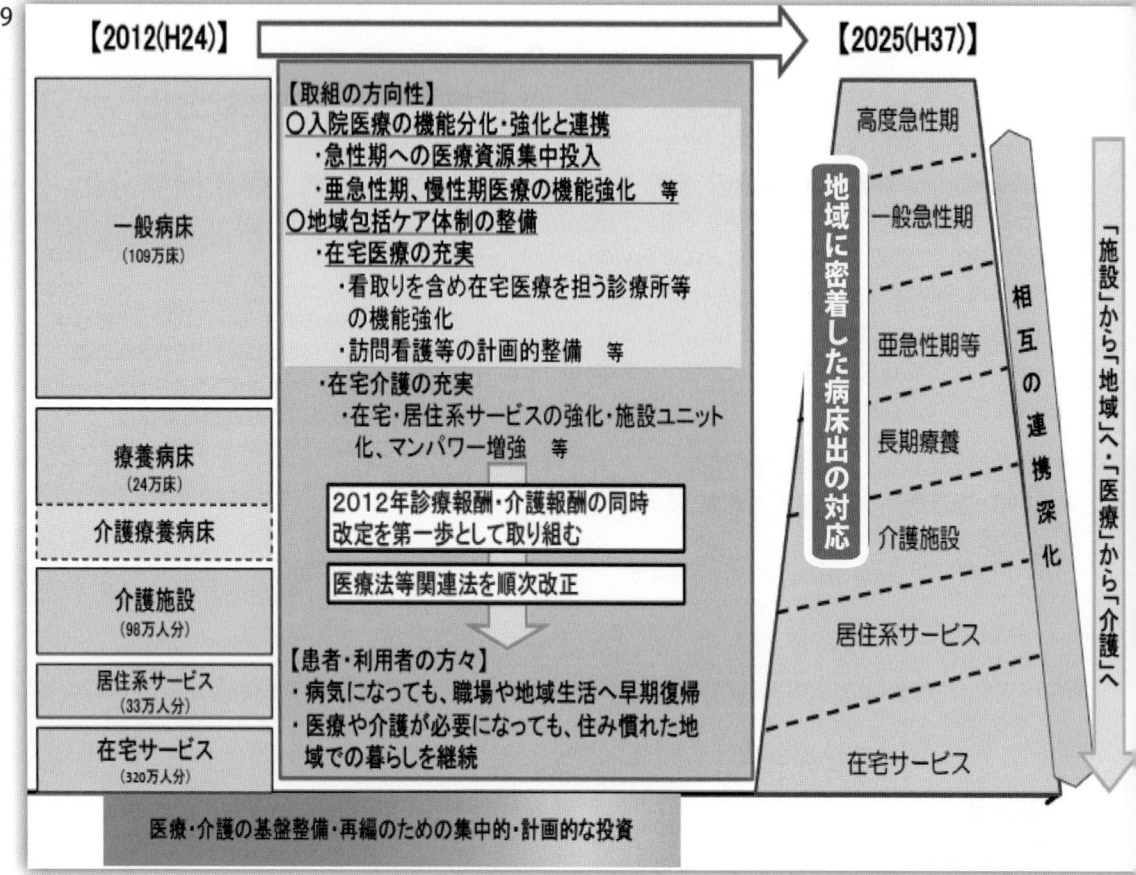

今後の病床機能予測（Box 9）を示した図です．
この図表の左側は現時点（2012年）の病床数の機能別割合を示しています．一般病床が大半を占めています．この中で療養病床は減らしていこうとしていましたが現状は，なかなか減っていません．一般病床は在院日数を短くしていこうということでいわゆる DPC 病床で 7：1 が設けられ，急性期にマンパワーが割けるように診療報酬等の改革が行われてきました．しかしもともとの設定以上に増えたために今度は診療報酬などを操作してこれを減らそうと誘導しているような動きが最近みられます．おそらくそれには 2025 年に向けて表の右側のような構想があるためと考えられます．高度急性期，一般急性期，亜急性期の病床の部分をご覧ください．役割や割合を変えていこうという狙いがあると考えられます．

> **10　病床機能はどうなる？**
>
> - 高度急性期への移行はごく一部の病院
> - 多くの一般病床は、一般急性期か亜急性期等へ
> - 病院の一部は、減床または長期療養へ
> - 入院適応が厳しくなる可能性が高い
> - 亜急性期病床は本当に増えるの？
> - "地域に密着した病床"の役割？

　今後の病床機能はどうなるのか（Box10）．
高度急性期への移行はごく一部の大学病院に限られてくるでしょう．
多くの一般病床は，一般急性期か亜急性期等の病床になると予想されています．
ないところは病院の一部は，減床または長期療養へ

　そうすると今まで行っていたような入院適応が厳しくなる可能性が高い．
しかし亜急性期病床は本当に増えるのか？という疑問があります．実際はあまり増えていません．なぜなら高齢者の疾患は様々で今の制度で亜急性期病床にうまく当てはまる患者が少ないからです．
　しかし増やそうとしている狙いがある．Box 9 の右側に小さく"地域に密着した病床"と書いてありますが，地域に密着していない病床などあるのでしょうか．どのような役割を果たしていくのか今後の方向性はまだ定まっていないと思います．

　そして最後の3．在宅医療と地域包括ケアシステム（Box11）です．地域包括研究会の報告に詳細は譲りますが，次の図で五つの構成要素を示します．

> **3．在宅医療と地域包括ケアシステム**
>
> - 高齢者の尊厳の保持
> - 自立生活の支援
> - 可能な限り住み慣れた地域で
> - 5つの構成要素
> 　介護、医療、予防
> 　住まい、生活支援・福祉サービス

一番下に本人家族の選択と心構えとありますが，この部分は患者家族に任せるという意味合いが強いのかもしれません．国も関与できないところを示しているかと思います．逆に言うと地域包括ケアシステムとして地域住民が利用しやすいシステムであれば地域医療に参加しやすくなることも考えられます．そのあたりも今後さらに構築していく必要があるかと思います（Box12）．

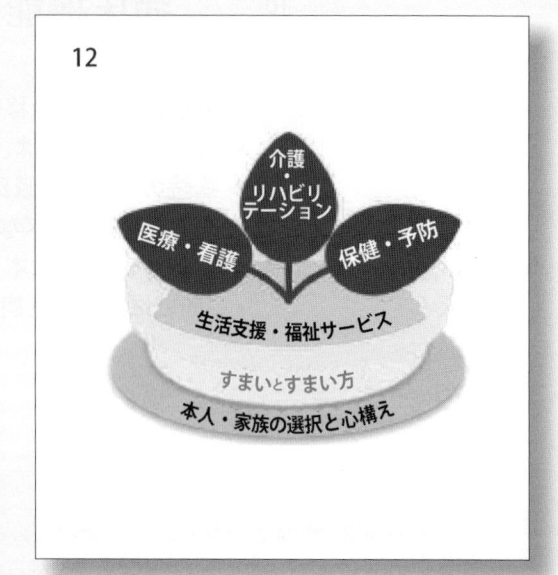

12

- 介護・リハビリテーション
- 医療・看護
- 保健・予防
- 生活支援・福祉サービス
- すまいとすまい方
- 本人・家族の選択と心構え

医療と介護の連携（Box13）

　本日の議論でも度々言われておりますが，顔の見える関係が大切になってきます．
共通言語の理解，コミュニケーションの促進が求められます．
生活モデルは QOL とつながってきます．
「治す医療」ではなく「支える医療」にシフトしていきます
「入院医療の延長線上としての在宅医療」が捉えられてきます．

13 医療と介護の連携

- 顔の見える関係
- 共通言語の理解、コミュニケーションの促進
- 生活モデル
- 「治す医療」ではなく「支える医療」
- 「入院医療の延長線上としての在宅医療」

　入院適応を判断する医師へ求められることを考えました（Box14）．
　入院適応を判断したらゴールではないということ．入院して急性期病院に入って家に帰っていくのか，いろいろ入院後の予想される経過について把握し説明できなければいけない．そして退院後の在宅復帰へのロードマップを描くことが必要です．
　患者・家族と信頼関係を構築しながら，そのイメージを共有していくことが大切になるのではないかと考えます．

14 入院適応を判断する医師へ

- 入院適応を判断したらゴールではない
- 入院後の予想される経過について説明できる
- 退院後の在宅復帰へのロードマップを描く
- 患者・家族と信頼関係を構築しながら、そのイメージを共有していく

Recommendation（Box15）

　日本の医療政策からみて入院適応は現状より厳しい判断を迫られる可能性が高いと考えられます．複数の健康問題を抱える高齢者の診療にあたることの多いジェネラリストは，適切な入院適応の判断について習熟させていく必要があります．しかし医療政策の状況をとらえながらこれらを判断していくことは他のどの職種よりも得意とする人たちが多いのではないでしょうか．地域での限られた医療資源をさらに有効に活用するためには医療・介護職および医療機関がより連携を深めていくことが求められると考えます．

> **Recommendation**
> - 日本の医療政策からみて入院適応は現状より厳しい判断を迫られる可能性が高い．
> - 複数の健康問題を抱える高齢者の診療にあたることの多いジェネラリストは，適切な入院適応の判断について習熟させていく必要がある．
> - 地域での限られた医療資源を有効に活用するためには医療・介護職および医療機関がより連携を深めていくことが求められる．

文　献

1) 内閣府　平成25年度版　高齢社会白書
2) 国立社会保障・人口問題研究所「日本の将来推計人口」（平成24年1月推計）
3) 厚生労働省　医療計画について　医政発0330第28号　平成24年3月30日
4) 中央社会保険医療協議会　総会資料　（第239回）2013年3月13日
　＜地域包括ケア研究会＞地域包括ケアシステムの構築における今後の検討のための論点　三菱UFJリサーチ＆コンサルティング　2013年3月
5) 週刊医学界新聞　2025年の医療と介護　第3009号　2013年1月7日

全体討論

藤沼：栄原先生，ありがとうございます．医療政策的な観点からLecture頂きました．先生は具体的にどのようなコースを学ばれたのでしょうか．

栄原：医科歯科大学のMMA（Master of Medical administration）医療管理政策学というコースで学んでいます．

フロアA：病床機能について漠然とはわかるのですが，本当にこんなに多層な分類に分けることが可能なのかとも思えます．私のところは高度急性期病院になりますが本当に救急が多い．施設を分けるだけでできるのかと思うのです．いくつかの病院でやる場合，相当な組織統合が必要になってくるかと思いますがこの辺に関してはどう思われますか．

栄原：分類が多くなるほど連携が必要になります．ということはひと手間多くなり効率が悪くなることが考えられます．最近ではこの流れ作業を一つの法人としてやっていくこともひとつあります．非営利ホールディングスカンパニーのような概念を持ち込もうという動きもあります．

フロア B：機能分化についてですが，今年（2014年）の秋口に**病床機能報告義務制度**というものが出されます．都道府県から**地域医療策定ビジョン**が発令されます．一般急性期が何床，回復期が何床あるかというものを都道府県に報告する義務が発生します．それを都道府県が主体となって各医療圏に必要な分だけで設定するようになってきます．2025年はまだ少し先ですが　厚労省が段階を経てやっていくところです．高度と亜急性が混在していることが丸裸になってきていて，その次の段階にシフトしてきています．そしてそれらに応じた診療報酬を組み込んでいくことを戦略的にやっていこうとしています．しかしこれがうまくいくかはわかりません．ただ，今までブラックボックスだった病院の機能が明瞭に見えてきていて，それらに対して県が差配していくような形にはなってきています．

フロア A：例えば救急のシステムを県（役人）がやるとしたら，彼らは医療者でない．それは難しいのではないでしょうか．権限効果のことはいいとして実際はだれがやるのでしょうか．

フロア B：法的なところで出ているのは，都道府県の県知事が命じて協議の場で設定することになっています．ただそこには強制力はあまり働かないでしょう．おそらくは今後自治体病院や公的病院から，こういった病床を削減してほしい，病棟に機能を付けてほしいということが言われてくると思います．例えば病用型が足りないところは，ある程度病床の増を認める代わりに病用型を増やしてくれといったことが挙げられます．そうした中で周囲の経営状況を見極めながら，ここは都道府県で引けますよというのが役人側の考えている理想像だと思われます．ただそこにはお金で誘導するわけではないので難しい面もあるといわれています．また，市町村の国民健康保険の主体が今は市町村ごとですが今後は都道府県と一体化していくといわれています．そうなると都道府県に財政責任が発生するので，もう少し強制力を持ってそのような協議の場に力を出してくるという可能性はあると思います．

フロア C：兵庫県の健康福祉部の参事もしています．地域医療ビジョンは数日前に国会参議院で可決しています．都道府県並びに市町村は作らなければいけないことになっています．健康福祉課の事務官が案を作り，部長決済に載せて，協議会という名の下で決められていく構図が見えています．つまり作って動くって決まってる．重症度分類を作ってしまって，重い人はひどくなったら下におろしていく．症状の軽い人は診療所で留めておいてもらう．2025年には今のまま行ったらお金が無くなるということです．だから入院させないようにしようとしている．今まかなってる保険料，税金のお金が尽きるということ．枠組みで押し切ろうという流れを感じます．

横林：2025年問題で実質的には首都圏が問題になり，地方都市や僻地の変化は少ないと理解しています．そのため各都道府県ごとに権限を持たせようとしているのだと推察しています．厚労省はこうした各地域の高齢者の比率の差異を想定して制度構築を行っている，と考えていいでしょうか．

フロア C：各権益ごとに決めるようです．兵庫県の某大型医療機関では各権益で決めてしまう．人口263,836人（2014年5月1日現在）の西播磨という地域があります．ここでは高度急

今後の病床機能予測

【2012(H24)】

- 一般病床 (109万床)
- 療養病床 (24万床)
- 介護療養病床
- 介護施設 (98万人分)
- 居住系サービス (33万人分)
- 在宅サービス (320万人分)

【取組の方向性】
○入院医療の機能分化・強化と連携
 ・急性期への医療資源集中投入
 ・亜急性期、慢性期医療の機能強化 等
○地域包括ケア体制の整備
 ・在宅医療の充実
  ・看取りを含め在宅医療を担う診療所等の機能強化
  ・訪問看護等の計画的整備 等
 ・在宅介護の充実
  ・在宅・居住系サービスの強化・施設ユニット化、マンパワー増強 等

2012年診療報酬・介護報酬の同時改定を第一歩として取り組む

医療法等関連法を順次改正

【患者・利用者の方々】
・病気になっても、職場や地域生活へ早期復帰
・医療や介護が必要になっても、住み慣れた地域での暮らしを継続

医療・介護の基盤整備・再編のための集中的・計画的な投資

【2025(H37)】

地域に密着した病床出の対応

- 高度急性期
- 一般急性期
- 亜急性期等
- 長期療養
- 介護施設
- 居住系サービス
- 在宅サービス

相互の連携深化

「施設」から「地域」へ・「医療」から「介護」へ

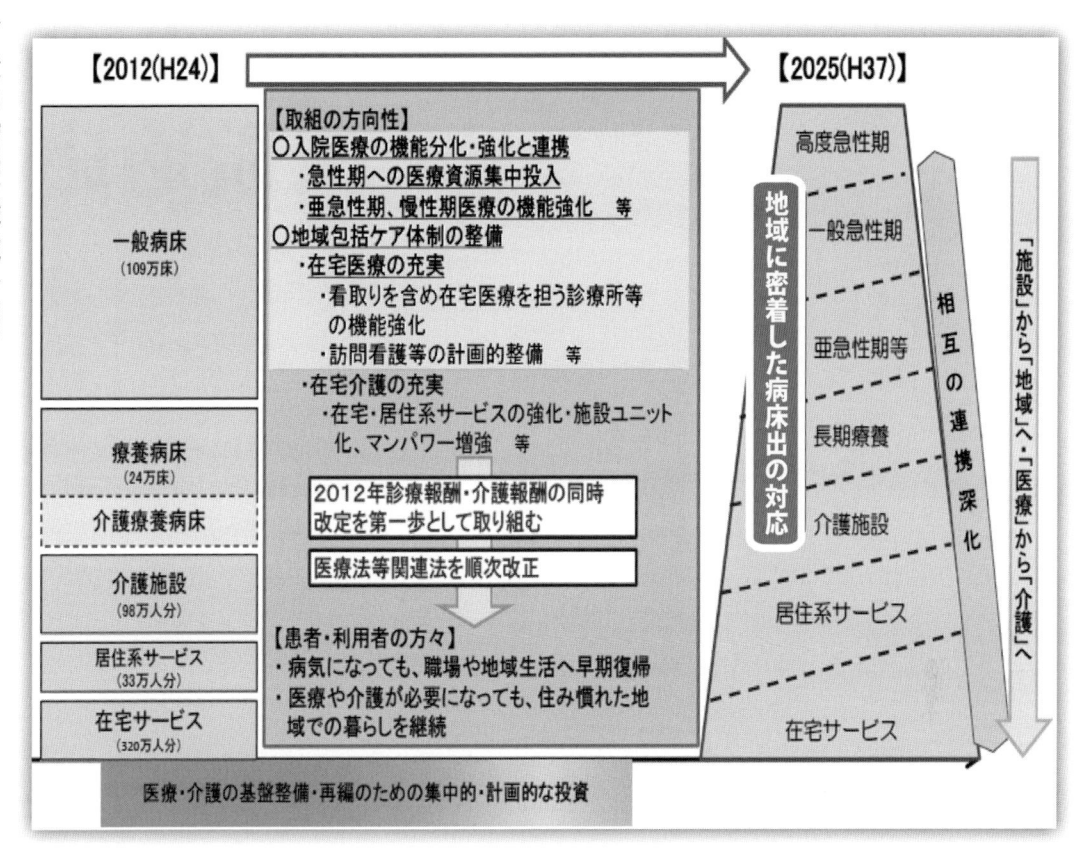

性期がない．一般急性期くらいしかない地域です．ここで課題になるのが地域によっては組めないところがあるということ．地域で密着した病床が近くで組んでくださいということ．これが問題になっています．2025年問題は実は地方では先取りされていたが人口が少なかったから表面化されていないように見えるが実はすでにはじまっていたことでした．

徳田：JCHOからの情報です．JCHOも57施設あります．いくつかの施設が地域包括ケア病床に移行しています．7：1でキープできないため看護師が余ってしまう．すでに空床が際立ってきている施設も出てきています．救急を受け入れないと埋められない．地域の診療所の先生は入院を断られるのでないかという懸念がある．しかしこれを逆手にとって診療所の先生が入院を決められるようになれば良いと考えます．昔から医師会病院というものがあって，沖縄中部病院ではopen病床を入れたことがありました．ここではrejectはあり得ないのです．これこそ地域密着型病床ではないか．入院から在宅ではなく，在宅から入院というベクトルがスムースに行くようになれば良いのではないでしょうか．

藤沼：こういったヘルスポリシー的な議論の場は大変貴重です．栄原先生，ありがとうございました．

Short Lecture
働き盛りの入院適応

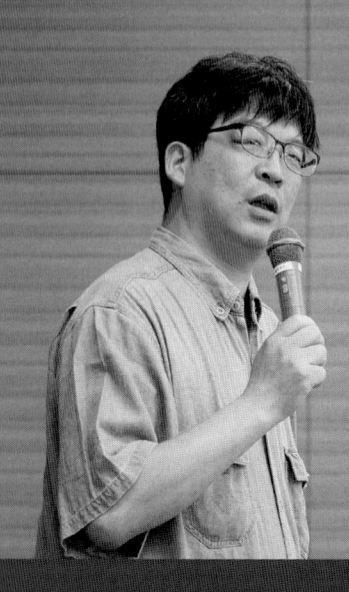

石丸 裕康 *Yasuhiro Ishimaru*
天理よろづ相談所病院総合診療教育部

2014年6月21日（土）10：30〜17：15　神奈川県関東労災病院

石丸：私は，働き盛りの入院適応というテーマは，今まで全く考えたことがありませんでしたが，この機会に考えた内容をお話して皆さんのご意見をいただきたいと思います（本誌119頁 Special Articles『働き盛りの入院適応』参照）．

■ (仮想事例) 60代男性　内科開業医

> **(仮想事例) 60代男性　内科開業医**
>
> - 胃がんの手術後で化学療法施行中．過去1年間で2回，肺炎で入院歴あり．
> - 今回約1週間続く遷延性の発熱があり，当科紹介された．
> - 診察所見で発熱と逆流性心雑音あり．手掌に点状紫斑あり，感染性心内膜炎(IE)が強く疑われた．
> - 入院を勧めたが，なんとか外来で治療できないか，といわれる
>
> - あなたならどうしますか？

石丸：入院が本当に必要かどうかを，エビデンスに沿って考えます（Box 1）．文献を詳しく調べたわけではありませんが，**入院/外来のメリット，デメリット**をBox 2に示します．入院のメリットですが，入院でしかできない処置は次第に減少してきています．

在宅酸素，人工呼吸などの技術革新が進んで，在宅でも可能となっています．モニタリングも技術進歩で家でもかなりのことができます．高い医療密度も，訪問看護を組み合わせれば

維持できます．またケア密度ですが，急激に密度が変化した時に入院となりますが，これも制度や工夫で対応できます．こう考えてくると，入院のメリットはどれもあいまいです．絶対的なものは少なく，社会的・技術的因子に大きく依存することがわかります．患者の個別性によっても変わり，本質的に曖昧なものと言えます．したがってとりうるオプションは幅広いのです．入院のデメリットは，コスト面では，直接的コストのほか，間接的コスト，たとえば，欠勤に伴う収入減，昇進の遅れ，離職，社会的信用，こうした問題点への支援は企業などによりさまざまです．2013年11月に，「メンタルヘルス，私傷病などの治療と職業生活の両立支援に関する調査」が発表されていて参考になります[1]．それによりますと，休職制度の状況は，企業規模・業種によりさまざまで，正社員と非正社員では異なります．休業補償も様々です．産業医の有無も様々です．復職支援プログラムの有無も幅があります．驚いたのは，病気休職制度というのはどの企業にもありますが，新規利用者のうち，40％が結局退職しています．疾患別の離職率では，メンタルヘルスとがんが40％強，一方で難病や心疾患で低いなど疾患別に開きはあります．

　入院のデメリットを考えますと，間接的コストとして，就労の要素は無視できない問題ということがわかります．疾病の種類などによっては，入院を含めた療養が離職などにつながる可能性も医療者は意識するべきですし，就労中断に対する支援制度にも大きな個別性があることを意識する必要性があります．

01　PICOで考える

- Patient: IEが疑われる就労男性
- Intervention: 入院管理
- Comparison: 外来管理
- Outcome: 死亡率？緊急手術？

- あまりこの種の研究は無い
- 「入院」をひとつの介入として考えてみる
  - メリット／デメリット／アウトカム

02　入院 vs 外来

メリット	デメリット
・入院でしかできない処置 ・モニタリング ・医療密度 ・ケア密度 ・増悪因子からの隔離 ・療養専念 ・社会防衛	・コスト ・副作用 　－院内感染 　－ADL低下

03　健康アウトカム

- 健康観の変化
- 医療モデル
  - 疾病がないこと
- 生活モデル
  - 心身機能
  - 活動
  - 参加
- 健康の社会的決定因子
  - 社会格差
  - ストレス
  - 幼少期
  - 社会的排除
  - 労働
  - 失業
  - 社会的支援
  - 薬物依存
  - 食品
  - 交通

Box 3に入院することによってえられる**健康アウトカム**を示します．複雑な患者，高齢の患者では生活モデルが健康観の中では重要視されてきます．就労という面からみますと，生活モデルの中の活動，参加，あるいは社会的決定因子の中の社会格差，社会的排除，社会的支

援に関わってきます．

健康における「参加」は，仕事，家庭内での役割，地域活動がバランスよくできるというのが，健康を生活モデルの中で考える重要な因子ですが，仕事そのものが健康の直接的なアウトカムとなる研究はあまりありません．最近のものでは，関節リウマチに対して生物学的製剤を使うと離職率が減少するという研究があります[2]．このような健康観の変化によって研究のテーマも変わっていくのではないかと思います．

次に健康の社会的決定因子をBox 4に示します．

就労が社会との数少ない接点であるケースでは，離職すると危機的な状況になります．最近仕事を失い，社会との接点がほとんどなくなるケースを「孤立無業」として研究したものがあります（玄田 有史）．（ラベリングするのは問題であるという意見もありますが）．仕事を失うことは大きな問題となっています．さまざまな支援サービスが就労とリンクしており，失職することが社会的支援を失うことになります．

アウトカムからみた労働は，広い意味の健康において，労働は重要な因子であり，健康を支える要素に，労働は深く結びついています．このような視点は重要ですが，利用可能なエビデンスが豊富にあるわけではありません．

「入院」と「労働」の関連をまとめてBox 5に示します．Box 6は，総合医・家庭医の立場からの原則とゴールを示します．疾患の身体に対する影響だけでなく，労働に対する影響も考慮すべきです．そして病いについて労働をふまえた情報収集が必要となります．

04　健康の社会的決定因子

- 社会格差
  - 収入，社会的地位
- 社会的排除
  - 就労が社会との数すくない接点であるケース
  - 孤立無業（玄田有史）
- 労働
- 失業
- 社会的支援
  - さまざまな支援サービスが就労とリンク

05　「入院」と「労働」

- 入院のメリット，デメリット，アウトカム，それぞれに労働・就労は深くむすびついている
- 個人，家庭，地域などのレベルでそれぞれに多様性・個別性がある
- エビデンスが豊富にある領域ではなさそうである
- 結局，個別の事例でそれぞれの要素を丁寧に評価していくしかなさそうである

> 06 **総合医・家庭医の立場から**
>
> - Patient Centered Clinical Methodの原則
> - 疾病と病い
>   - 疾患の労働に対する影響の考慮
>   - 病いについて労働をふまえた情報収集
> - 全人的理解
>   - 就労の患者にとっての文脈
> - 共通のゴール
>   - 就労についてをゴールの内容に含める

■事例への対応

　患者は医師であり，IEの病態，心不全・脳出血などの合併症について十分に理解がありました．住所は近隣であり，病状の急変時はすぐに受診可能な状況でした．少なくとも病状が安定するまでの入院は必要である見通しであることを説明した上，当日は血液培養施行し帰宅しました．その間に休診対応などを含め準備していただきました．

　翌日グラム陽性球菌が陽性となり緊急入院としました．同日より1日4回の抗菌薬投与．開始後2日で解熱し，全身状態の改善が得られました．その時点で仕事の継続について，患者とディスカッションし，昼1回の抗菌薬投与を自宅で施行してもらうことで朝から夕までの診療時間が確保でき，ADLもfullであることから，診療所での診療を継続しながら，入院継続する方針としました．

　4週間の経静脈的抗菌薬投与をこの形で完遂し，退院となりました．

■私の提言

1) **入院適応も，他の医療における介入と同様，そのメリット・デメリットを厳密に比較して決定するべき**
   働き盛りの患者で入院を検討する場合，そのメリット・デメリット・ゴールに労働についての因子を考慮する．
2) **労働は健康な生活を維持する重要な欠くべからざる要素であることを理解する**
3) **治療と就労の両立を支援する，という視点でのマネジメントを追求する**

文　献

1) 労働政策研究・研修機構編：メンタルヘルス，私傷病などの治療と職業生活の両立支援に関する調査，東京，2013
2) Bejarano V et al : Effect of the early use of the anti-tumor necrosis factor adalimumab on the prevention of job loss in patients with early rheumatoid arthritis.　Arthritis Rheum. 2008 Oct 15;59(10) : 1467-74

全体討論

藤沼：たいへん新鮮な内容で，ありがとうございます．

フロアA：別の視点を追加させてください．労働と健康管理に関して，Presenteeismとabsenteeismということが言われます．Presenteeismというのは，病気を持っている人が，会社に出て，仕事をしているのだけれど，生産性が低い．そうすると企業はその人に100％の人件費を支払っているにもかかわらず，期待される仕事量を行えないので，生産性が低下してしまう．Absenteeismというのは，欠勤することで生産性が落ちる損失を指します．病気を抱えながら仕事をしている人で生産性が落ちて，コストが上がるのは非常に多いのです．たとえば花粉症の人が仕事をすると，集中力が落ちたり，事務作業が進まなくなる，時間外労働が増えるとか経験したことがあると思います．それは見えないコストとして企業に負担となったり，企業からその人にマイナス評価がされてしまいます．入院適応や健康管理においてもそのような視点も必要だと思います．2008年慶応大学で行った研究で，うつ病と不安障害の社会的コストを計算しました．直接的な医療サービスは2500億円でしたが，Presenteeismとabsenteeismでは3兆円の社会的損失が出ていました．米国でも，糖尿病によるPresenteeismとabsenteeismによって，数兆円の社会的損失が出ています．

本症例では，IEの治療を受けながら診療を継続することによって，生産性が落ちたり，患者に対するパフォーマンスがどのくらい維持できたのかを考えると，3日間でも入院して治療をしたら，トータルでみたら生産性はよかったのかもしれません．

石丸：従来公衆衛生領域では，このような疾患と労働生産性の研究はなされてきました．EBMが，集団疫学の考えかたを個別の患者に適応することで，発展したように，労働についての公衆衛生的視点を個別の患者にいかしていく視点が必要だと思います．

松下：以前IEの患者を，なぜそんなに長く入院させるのかと言われたことがあります．この患者も入院のコストの因子は大きいと思いますが，米国ではどうしているのでしょうか？

徳田：在宅での経静脈的に抗菌薬を投与は日本でも導入されています．ヨーロッパではDVTも在宅で行われています．以前聖路加にいたとき，日野原先生から安静の弊害を調べるようにと言われました．その動機はうつぶせ寝のデータを調べることでしたが，いろいろ調べると入院はからだに悪いことがわかりました．高齢者を1週間寝させると筋力が非常低下します．骨量も減少するし，ADLも階段状に低下します．そこでベッドを片付けようということになり，すべてのベッドを昼間は片付け，入院衣も廃止しようとしました．入院衣を着ると自分は病人であると思ってしまう．普段着を着せると病院にいても元気になる．抗菌薬もできるだけ外来投与する．入院に関係する合併症は山ほどあります．

フロアC：今月の NEJM に出ていましたが，皮膚感染症で MRSA が増えていて，米国は入院抑制に必死です．そのために新抗菌薬を開発している状況です．

石丸：猪飼周平先生（一橋大学）によると，そもそも医療の歴史は在宅医療から始まっていて，病院は在宅で診られない哀れな人たちを集めて診る施設だったようです．現代はそれが逆転している．在宅で質の高い医療を提供することがこれからのテーマになっていくのだと思います．

藤沼：石丸先生，本日の Lecture をありがとうございました．

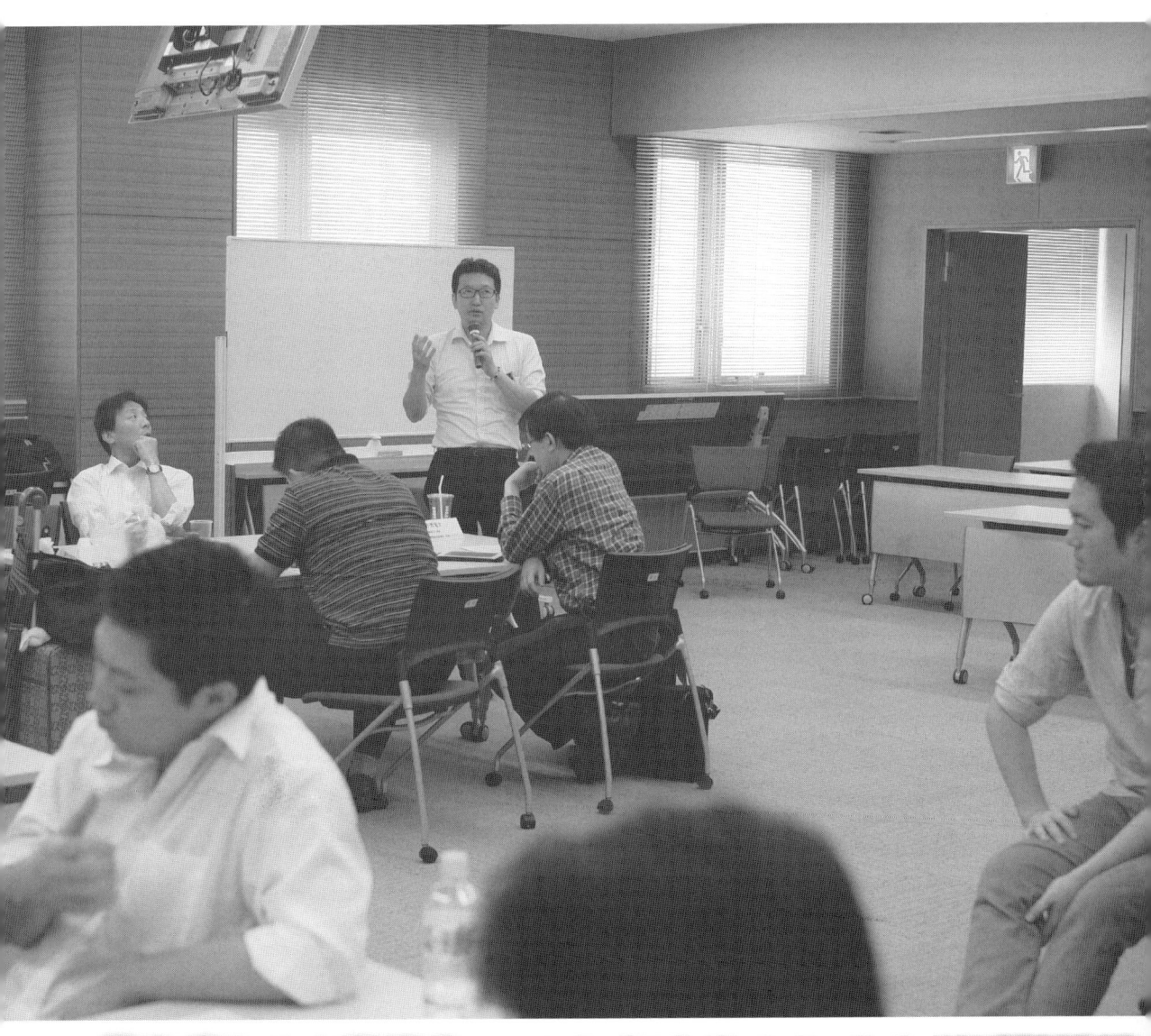

働き盛りの入院適応　　2014 年 6 月 21 日（土）10：30〜17：15　神奈川県関東労災病院

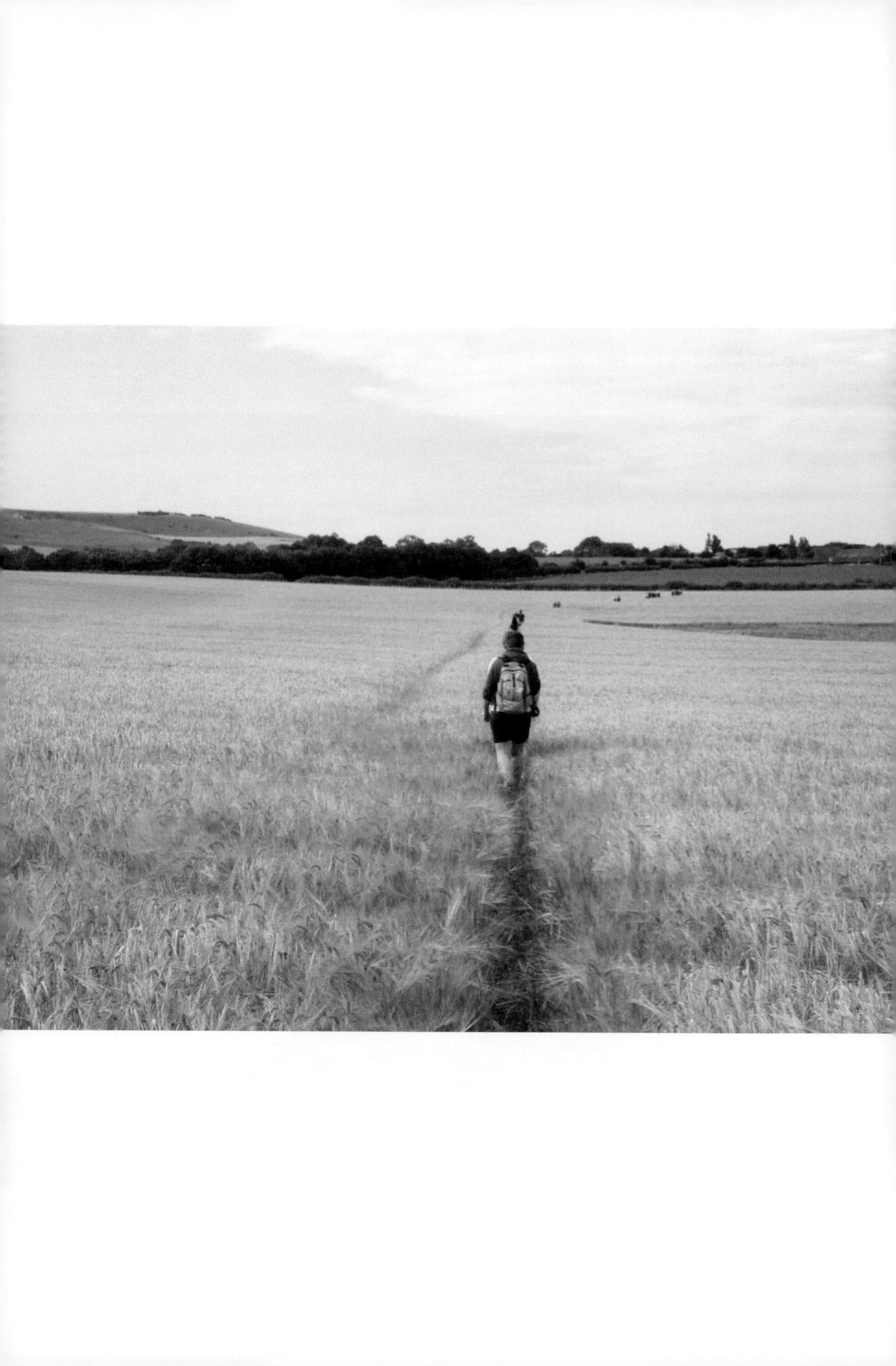

Poster Session	地域中核病院から見た入院適応
	大島民旗
	送る側の入院適応―在宅編
	原　穂高
	診療所での入院適応：当院におけるACSCsを通じて
	重島祐介

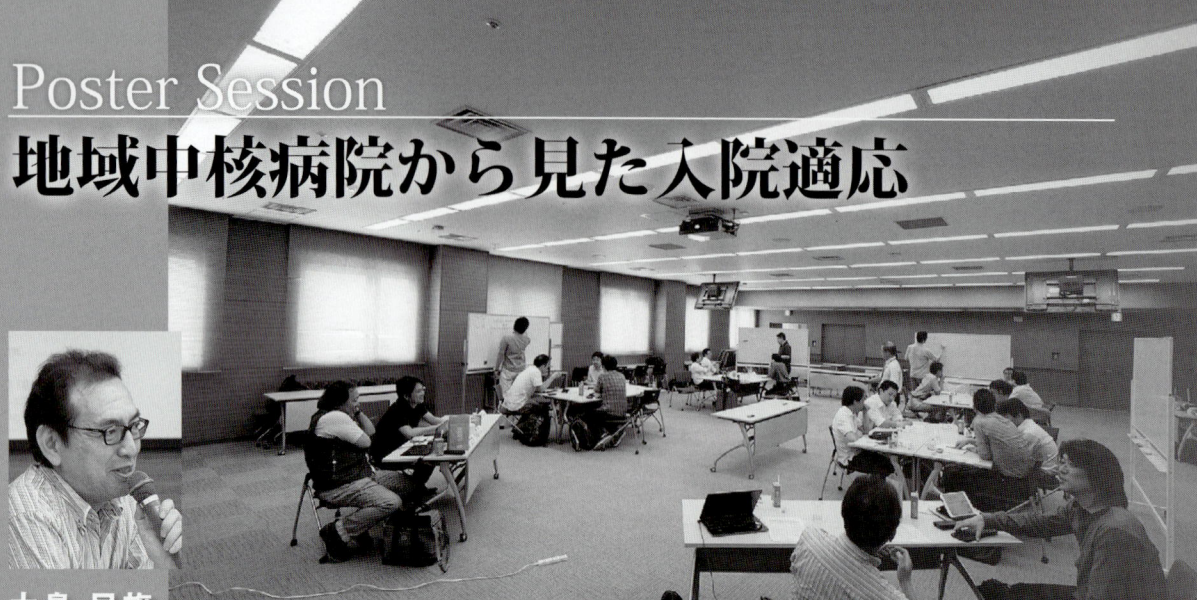

Poster Session
地域中核病院から見た入院適応

大島 民旗 *Tamiki Oshima*
一般財団法人淀川勤労者厚生協会西淀病院院長

2014年6月21日（土）10：30～17：15　神奈川県関東労災病院

午後の部 Poster Session では3名の先生方に講演を行っていただいた．本章では大島民旗氏（西淀病院院長）による『地域中核病院から見た入院適応』での記録を紹介する．

01　西淀病院

- 218床（一般54床×2＝呼吸器・糖尿・総合＋消化器・整外・外科・総合、障害者入院加算＋亜急性54床、回復期リハビリテーション54）
- 入院は内科・外科（全麻なし）
- 整形外科
- となりに近接診

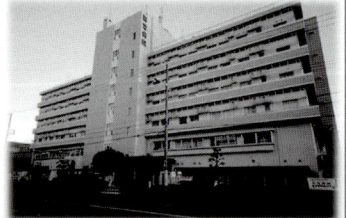

大島：当院の紹介です（Box1）．今日は中小規模病院で起こった困った事例について皆さんと考えていけたらと思います．

218床（一般54床×2＝呼吸器・糖尿・総合＋消化器・整外・外科・総合，障害者入院加算＋亜急性54床，回復期リハビリテーション54）こうしたケアミックス型の地域の中核病院が2025年問題に向けて今後どのような方向に向かっていくのでしょうか．

入院は内科・外科（全麻なし）・整形外科を診ています．となりに近接診があります．

西淀（病棟）医師体制の状況

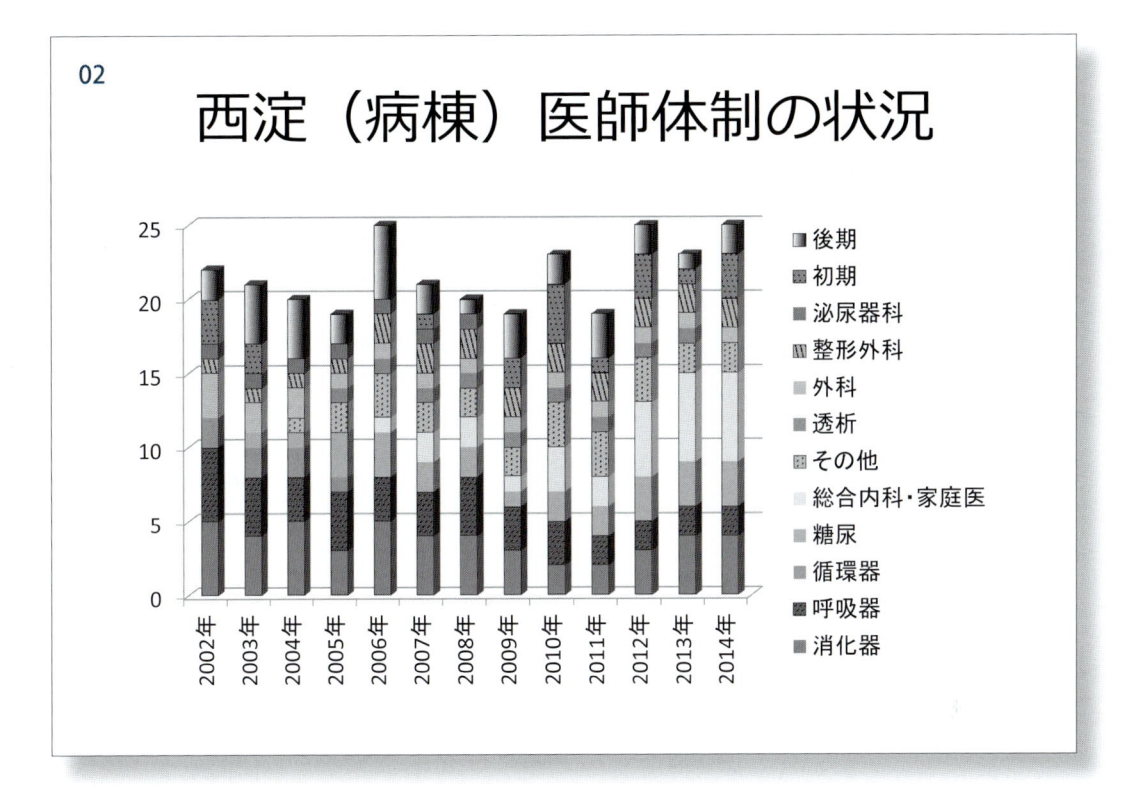

　セッティングです．東は大阪市北区，北は兵庫県尼崎市で，救急車で10分も走ればどちらに行っても500床規模の急性期DPC病院があります．当院は西淀川区では2番目の規模になりますが，中から小規模といったところです．当院の医師体制の状況を示します．近年は総合医が増えてきました（Box2）．

Case を紹介します．

家族図

　家族構成です．もともと仕事はしていて，年金が妻と2人で月15万ほどでさほど貧困なわけではない生活状況．妻は旦那さんを敬遠気味，息子は2人いて，二男が自宅におられますが日中は仕事で外出．ご本人は昼間は一人で家で過ごしている状況です．

■序章

　2014年○月×日，1週間前からの食思低下，ふらつきの訴えあり，当院総合外来受診されました．身体所見で特記すべき異常はないものの，食べれてないということで検査．脈拍112bpm，糖尿病は中断しておりHbA1c 9.7%(NGSP)，Cre 1.22mg/dlとDM中断によるコントロールの悪化，脱水所見認め，加療目的で入院となる．
どうでしょう．皆さんだったら入院にしますか？

事例紹介 73 歳男性（T氏）
疾患はアルコール依存症，糖尿病，高血圧
43 歳胃潰瘍で胃切
過去に入退院を繰り返している．50 歳胸部圧迫感，56 歳胸部圧迫感（CAG 正常），63 歳ふらつき，65 歳肝障害＋食思低下，71 歳食思低下，72 歳食思低下×2 回で入院となった．
入院時に断酒の約束はして退院するが，すぐ再飲酒→中断を繰り返す状況だった．
生活習慣：アルコール 5 合/日，タバコ 20 本/日

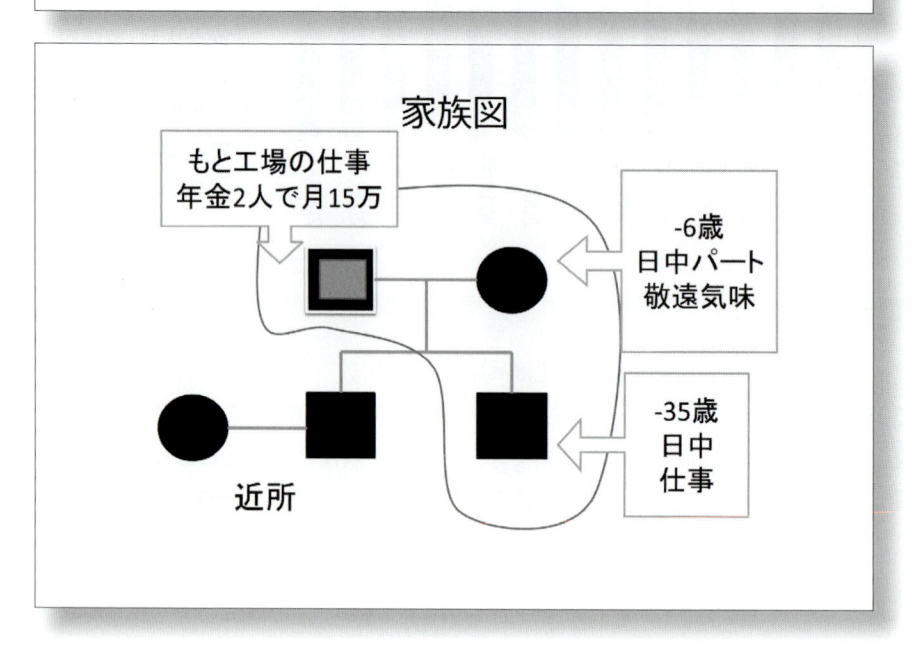

家族図

もと工場の仕事
年金2人で月15万

-6歳
日中パート
敬遠気味

-35歳
日中
仕事

近所

■ 入院後

　点滴と糖尿病に対するインスリン治療開始．
入院時より，「ここは阪神電車か」といった失見当識あり．長年の入院で判断力も低下してきている様子．
　下肢筋力低下，歩行時のふらつき著明．入院翌日，翌々日と転倒繰り返す．糖尿病予防目的でのインスリン注射拒否を強く訴えてきた．
入院3日目さらに落ち着きがなくなり，「人がたくさんいる」「ベッドに人が寝ている」などの幻視・幻覚が表出してきた．

■ その後の経過

　その後の経過です．
妻はT氏の暴言で家で看るのは拒否しました．アルコールの治療が優先と判断し，在宅は困難，専門病院をあたることになりましたがなかなか転院先が決まらず監禁状態で入院しておりまし

た．次第に傾眠傾向となり，摂食進まず，誤嚥のリスクあるため眠剤減量しました．すると逆に元気になり，24日目暴言＋看護師3名を殴る，25日目深夜他の入院患者を殴打という事件が立て続けに起きました．被害にあわれた患者からは病院側の責任もあるのではないかというクレームもきました．こうしたこと暴力もあったため精神科急性期A病院へ転院（入院26日目）となりました．

■ 再会

転院23日後，A病院より再転院の依頼がきました．A病院入院10日後，発熱ありいったん抗菌薬で改善するも，23日目より再び発熱，SpO$_2$ 90%に低下，収縮期血圧70に低下しました．肺炎（誤嚥性疑い）で当院入院（WBC 11180,CRP 6.95mg/dl）．胸部CTは（**Box3 左**）では左肺背側の浸潤影を認めます．

再入院13日目，家人に病状説明し，在宅無理とのことで施設入所の方針になった．しかしこうした転院はすぐに決まることは少なく，非常に苦労します．

小脳に隙間がみられ脳萎縮が著明な様子が分かります（**Box3 右**）．

■ その後の経過

再入院18日目施設へ転院待ちの間に，再び看護師に暴行を加えました．精神科急性期病院へ転院の申し込みを行いました．しかし受ける側でも暴力行為があったために男性看護師のいる病棟でないと受け入れられないとの連絡をうけます．しかもそこは現在満床でした．

そこで投薬，フルニトラゼパムで鎮静を図りました．20日目意識レベル低下し，誤嚥性肺炎発症，転院延期になりました．33日目，肺炎治癒しA病院へ転院しました．1月かかりました．

■ 二度あることは三度ある

A病院転院後3日目，再転院の依頼がありました。前医ではおとなしかったが食事摂れず，SpO$_2$が70%に低下し肺炎にて当院再々入院となります。抗菌薬治療にて改善しましたが、医療行為や介護に対して抵抗があり、看護・リハビリはなるべく行わないことになりました。入院36日目サービス付き高齢者向け住宅へ退院（5月）という経過でした．

■ 現在の状況

サービス付き高齢者向け住宅に移ってから現在の状況を尋ねました．（2014年6月）
　＊感情の起伏はあるが，暴力行為などはなく，落ち着いている
　＊時々ずり落ちはあるが，転倒はない
　＊食事はしっかり食べておられます
　＊あまり困っていることはないですよ（笑）
とのことです．生活環境を提供できる場に行けたことがよかったと，移られてからのケアが良かったのかもしれません．少し反省を踏まえた症例でもありました．

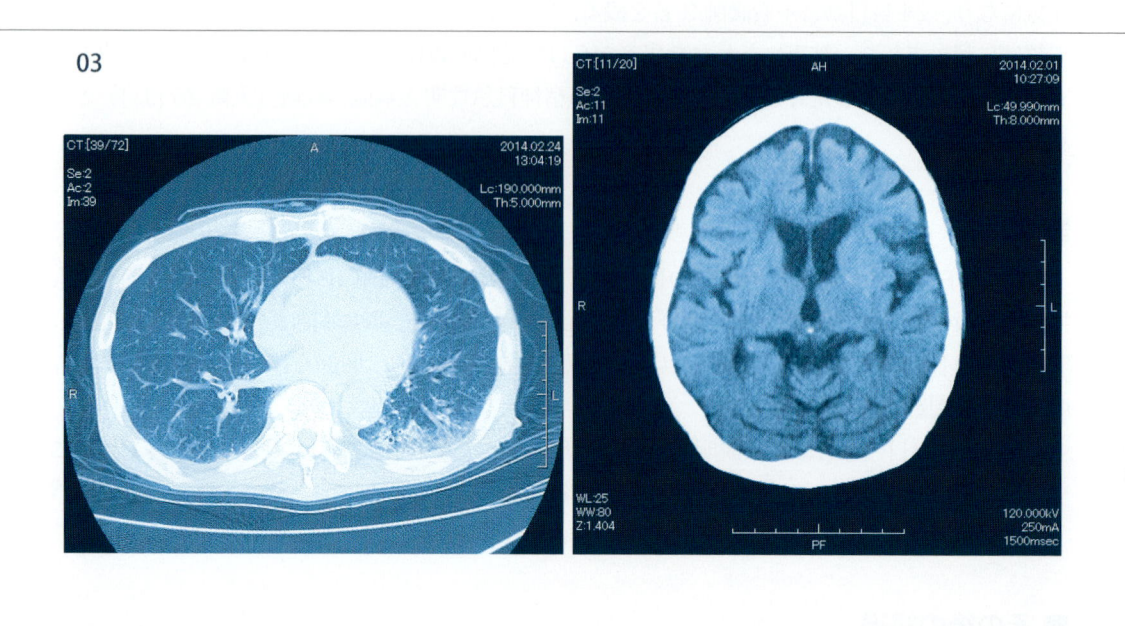

Clinical Pearl

- 地域の中小規模病院は自施設で対応可能な範囲が限られており，普段からのネットワーク形成（直接，間接）が重要である．
- 入院適応の判断にあたっては想定される事態をどれだけイメージし方向性を決めておくかのスキルが問われる‐しばしば医師は鈍感である．看護師等，側近のスタッフの状況（困り具合）をより敏感に察知する能力を養う．
- 「べき」とははずれるプランも許容できる教育が必要です．
- 入院したら血糖をはかるとか，リハビリをするとかから外れたプランでも対応できる教育が必要．

全体討論

大島：質疑応答をお願いします．

石丸：こうした複雑なケースでは近接スタッフが危ない目にあったりします．看護師等への教育や安全への対策はどのようにさせているのですか．

大島：今回の認知症患者のケースでは，危ないと感じた患者に対しては，周辺スタッフを男性中心にする，嫌がることは極力やらないようにするという対処方法をとりましたが難しいですね．対策は日々研究中です．

藤沼：この患者さんは西淀病院の外来からということでしたが，仮に紹介だったとしたら受けますか．紹介では状況が異なるかと思います．

大島：その時に対応する医師による部分が大きいかと思います．前医からの紹介が前提の時にネガティブな感情を持って返してしまう人もいる，あるいは家族が入院を希望したときに素直に聞けるタイプの医師と聞けないタイプの医師がいると思います．

当院の外来で入院させるのではなく，まず2日くらい飲酒をやめて外来でアプローチをしていたら経過は変わったかもしれませんね．

> このケースは入院の適応が医学的なこと以外にも及んでいる．このようなケースの省察的な教育方法として，どのようなイメージがあるだろうか．各グループで議論を交わす．

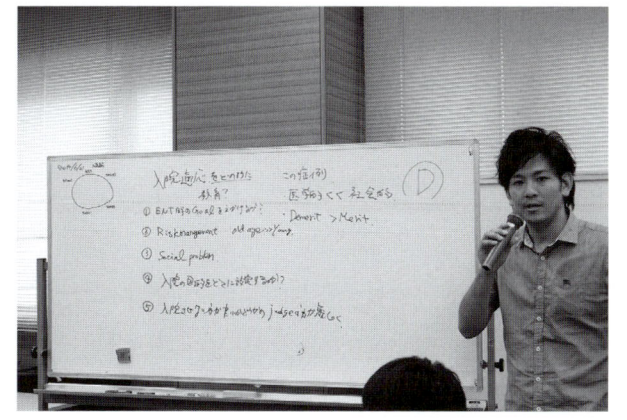

グループ発表

Dグループ発表：和足孝之氏

Dグループ：患者が来た時に退院のゴールをどのように描いていくかを一番最初に設定して動いていくことが大事だと考える．仮に入院させなかった場合の考慮しえない出来事や不慮の結末なども考えれば，入院させた方が安全パイと考えてとってしまう傾向にあるのかもしれない．それ以外に社会的な患者の背景，介護の問題，金銭的問

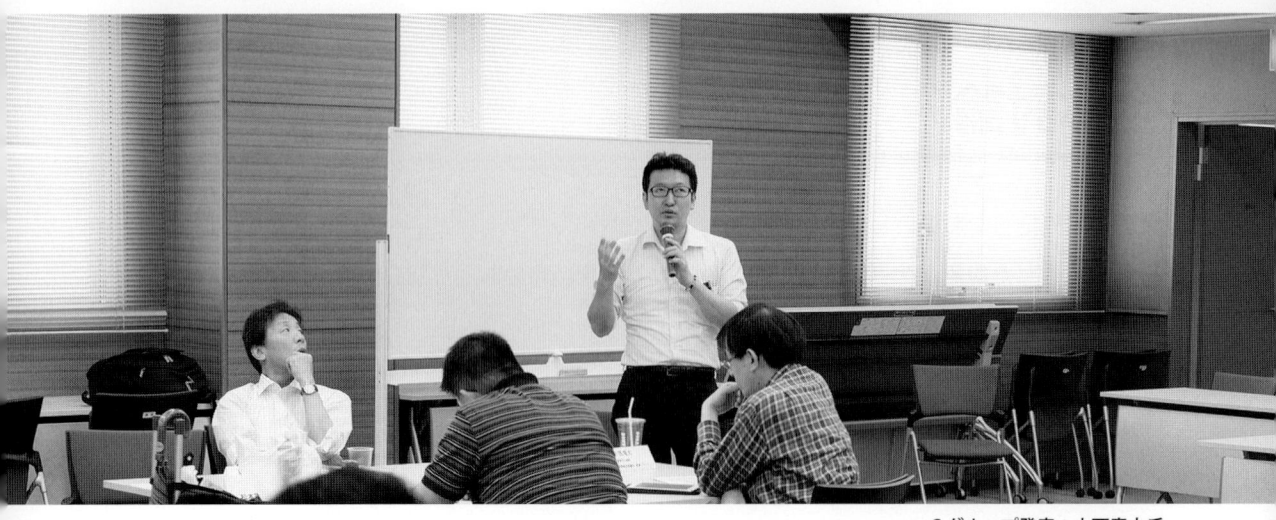

Cグループ発表：小西竜太氏

題をどのように把握していくか．今回の入院はこの問題を解決するためにとっていくのだということを，医師側とコメディカル側と家族に対する説明を十分にしていくことが重要だったかもしれない．いずれにせよ入院するかしないかの判断が困難なケースと考える．

Cグループ：最後の選択肢から振り返った．最終的にサービス付き高齢者向け住宅でハッピーに暮らしている現在，入院と外来の2つの選択肢で迷われたのではないかと考える．入院を選ぶことはその場で選択できるので楽かもしれない．さらに振り分け医であればある科に任せることができもっと楽であろう．振り分けられたある科の先生は受けてから非常につらい思いをするかもしれない．では，外来で通院を選ぶ場合はどうか．家族を説得しなければならないだろう．また選択した医者はあの患者は家で大丈夫かといった心理的葛藤を抱えるだろう．これは入院か外来かを選択する上で非常にストレスがかかる．実は最初の時点でサービス付き高齢者向け住宅を選択し，何かあったらまた病院に紹介してくれという別のプランを持っていれば，入院適応が少ないときに，外来に強く説得できたかもしれない．もしそれで応じなかったらサービス付き高齢者向け住宅というものがあることを提示することも可能かもしれない．

外来でも救急でもこのような隠された折衷案を自分の中に持っておけば有利となるだろう．BATNA（Best Alternative to a Negotiated Agreement）という代替案を持っておくとよいということが必要だ．

横林：入院を契機にサービス付き高齢者向け賃貸住宅（サ高住）に行くことになる患者さんは結構多いと思います．「すべての人がいずれはサ高住に入る可能性がある」ということを私たち医療関係者が認識していれば，よく見られる「入院→施設・サ高住」という流れ意外にも様々な提案・介入が可能になりますね．

Bグループ：管理上の問題を取上げたい．問題のある患者のブラックリストがどこの施設にも

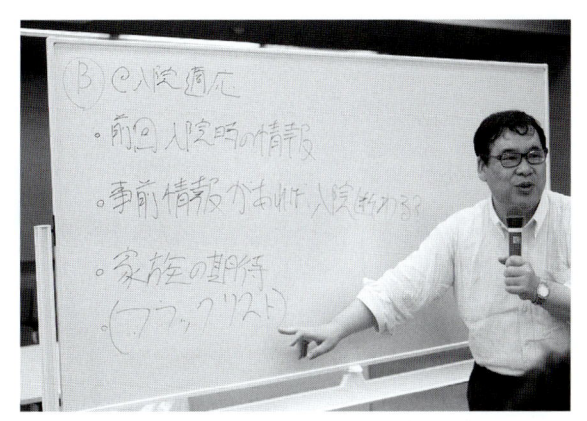

Bグループ発表：大生定義氏

独自に持っているかと思う．その位置づけは様々だろう．ある病院は電子カルテに要チェック人物としてマークがついていて気をつけなさいということが分かるようになっている．また今回のように，以前入院して何回も問題を起こしているから，他にまわすより自分たちで診ようというのも仕方ない選択かもしれない．家族はどう考えているのかももっと深く知っておきたい．年金をもらえてハッピーと考えているかもしれない．

大島：ブラックリストについては病院によって様々なものがあるかと思います．この患者は主治医が糖尿病をコントロールしようとしたことも入院が長引いた要因というのもありました．

横林：ブラックリストはどこの施設にも持っているものと思います．過去に問題を起こした方を断るということをした場合に何か法的に問題があるのでしょうか．

大島：一応，医療安全上問題があると判断された場合には断ることが可能なようです．

横林：基本的に急患はすべて受け入れるが，例外としてブラックリストの患者に関しては一切受け入れない，という病院もあるようです．それでは最後になります．グループAはどうでしょうか．

Aグループ：入院にした時点で期間をしっかりと定めることが大事ではないか．こういうハイリスクの患者のことをよく知っておく最初の評価が大事である．

大島：こういうケースが幸か不幸かは別として似たような経験は皆さんされているのではないでしょうか．困るのが入院時のアセスメントという話が出ましたが，主病が治ってきていざ退院というときに，実は退院されると困るんですと家族から言われることが多々あります．このようなケースにどう判断していくかは様々な状況の見極め，トレーニング，経験が必要となってくるでしょう．

横林：大島先生，本日はありがとうございました．

Poster Session
送る側の入院適応―在宅編

原 穂高 *Hotaka Hara*
愛媛医療生協　愛媛生協病院　家庭医療倶楽部

2014年6月21日（土）10：30〜17：15　神奈川県関東労災病院

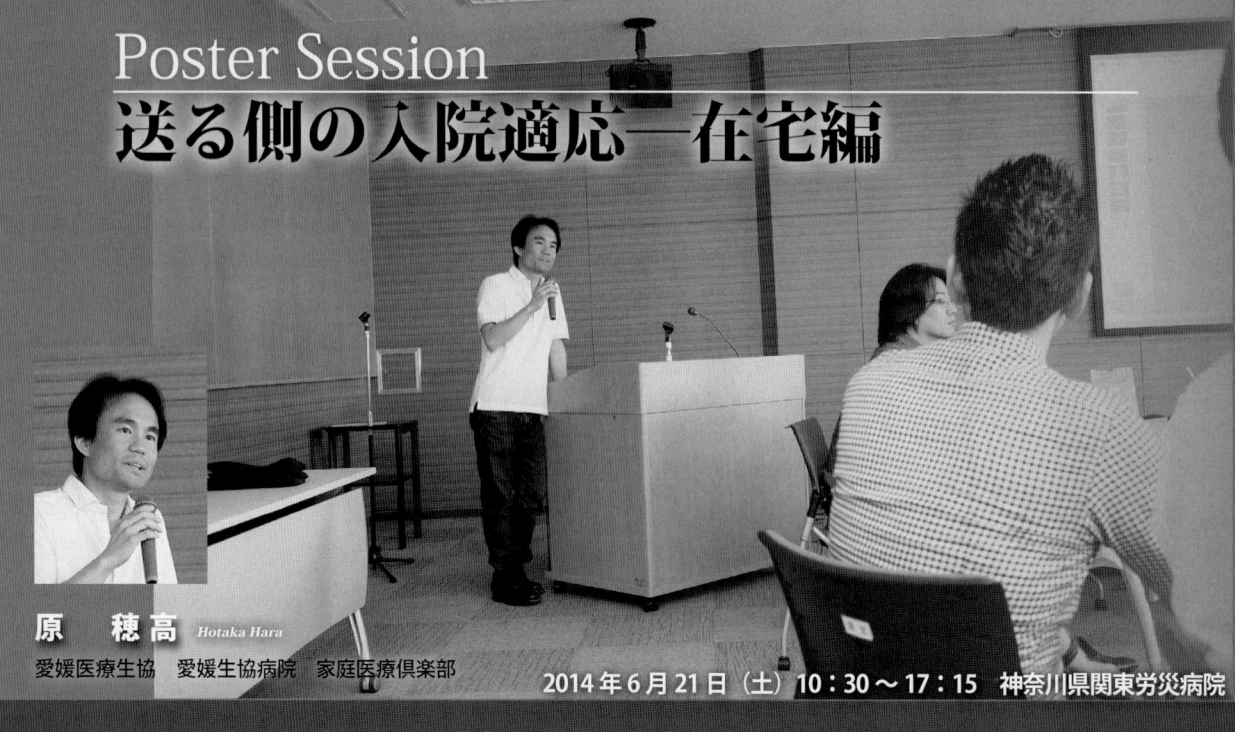

Poster Session　2番目は，原　穂高氏（愛媛医療生協　愛媛生協病院　家庭医療倶楽部）による『送る側の入院適応―在宅編』が行われた．その記録を紹介する．（本誌130頁 Special Articles『在宅患者の入院適応』参照）．

原：私は，在宅ケアのみを行っているのではなく，愛媛県松山市という地域中核都市の郊外で，80床の小規模の一般急性期病院で，入院，在宅，外来すべてを担当しています．在宅で行って入院適応を判断しても，送る先はたいてい自分の病院です．そこで自分が診るので，入院適応は自分で判断できます．これでは一般性がないので，皆さんのお役にたつ話はできません．そこで松山市内の在宅専門クリニックの先生方に話をうかがい，資料をまとめてきました．

■症例

患者：92歳，女性．自宅で娘家族と同居．要介護4．訪問看護，ショートステイ．認知症，関節リウマチほか．家族図を Box 1 に示す．娘がキーパーソンである．
主訴：傾眠，発熱
現病歴：12月初めからショートステイ入所してから傾眠となっていた．38℃に満たない発熱がつづきアセトアミノフェン頓服で下がっていた．12月27日，帰宅．訪問看護が肺炎を疑い報告をしてきた．
現症：意識レベル　傾眠，JCS II -10，血圧 132/84mmHg，脈拍 78bpm，体温 37.2℃

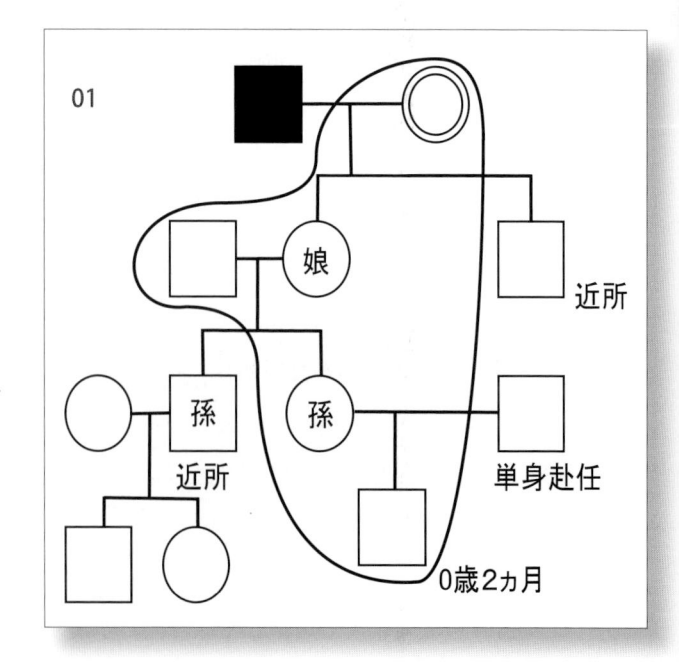

呼吸数 22/min, SpO$_2$ 94%, room air

この時点でのプロブレム・リストは下記の通りです.

- #1. 意識障害
- #2. 発熱, 低酸素血症　肺炎疑い
- #3. 認知症
- #4. 関節リウマチ等の慢性疾患
- #5. 家族

この時点で, 私は在宅で乗り切れるんじゃないかと考えました. 肺炎であってもこまめにフォローできるのではないか. 訪問看護もなんとか手伝ってくれないか.
一方で, 家族は「ひ孫の世話で手が回らない…, お婆さんの世話までは…」と言い, 訪問看護は「できれば入院させてほしい」と言う. 本人は「…」です.

■さて, 皆さんなら在宅で診ますか？　入院させますか？

横林（司会）： フロアからご意見をお願いします.
フロアA： この状態で在宅でねばるのは難しいのではないでしょうか. 社会的な圧力がきついかなと思います.
フロアB： ここに症例提示しているという時点で原先生は在宅で頑張りたいのだろうなとひしひしと感じます. 在宅と入院の間の, レスパイト入院も選択肢でしょうか, 1日とか2日とか, 悪かったら続きますが. あと94歳ですね. これは宮森正先生のいわゆる「老衰」で, 最後のコールであるかもしれないことを家族はどれだけ認識しているか.
原： ありがとうございます. 僕も同じようなことを考えていました. しかし周囲の気持ちも強いですし, 在宅で頑張りたいのですが, 頑張りすぎてもいいことがあったためしはありません. そこで「とりあえず外来にも来てください」と言いました. 行けば検査できます.
　病院外来受診してもらって検査をしました.

■検査結果

血液検査：
　WBC 7830 / μl, RBC 371×10^4/μL, Hb 10.0g/dL, MCV 85.4 fl, Plt 14.8×10^4/μL
　AST/ALT 16/5 IU/L, BUN/Cre 10.8/0.60 mg/dL, CPK 39 IU/L, Na/K/Cl 134/3.7/96 mEq/L, CRP 3.11 mg/dL

　肝腎障害はなく, 電解質がわずかに下がって, CRPが少しだけ高い. 予想の範囲をあまり超えませんでした.
　Box 2, 3に胸部X線とCT所見を示します. 左下葉の肺炎です. 無気肺で, 胸水もすこし出ています. ショートステイにいる間から何度か肺炎が緩慢に経過していたようです. これくらいな

02

03

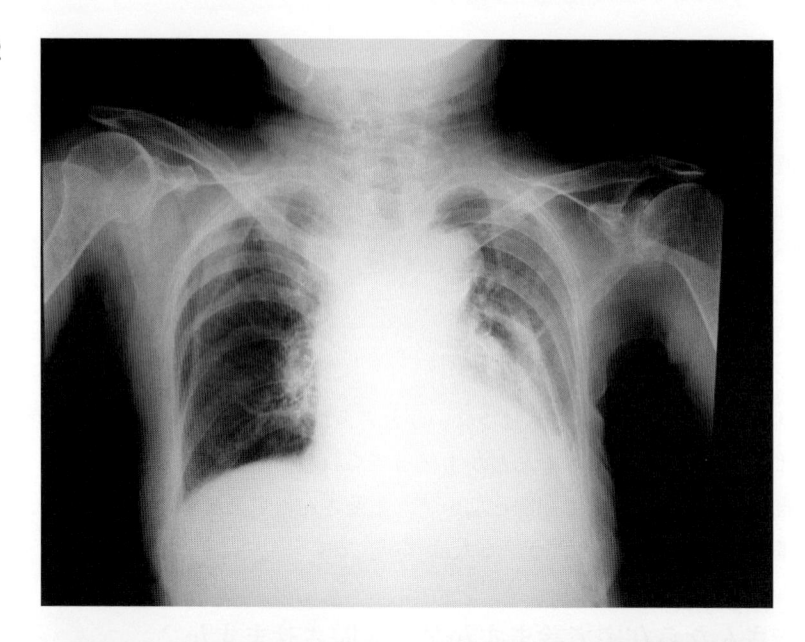

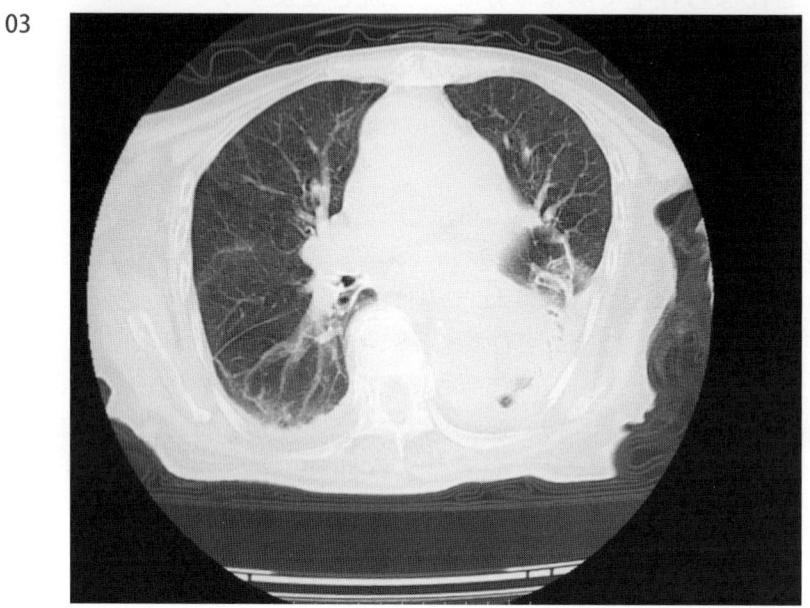

ら在宅で行けるのでは，とも思うのですが，一度病院に来てしまうと，家族も皆入院となります．

■診断

診断は下記のとおりです．
#1. 意識障害　原因不明のまま
#2. 発熱，低酸素血症　→左下葉肺炎
#3. 認知症
#4. 関節リウマチ等の慢性疾患
#5. 家族

04 入院を判断する時に考慮したい要素

医学・医療の要素	患者・家族・背景
致命的・重篤で、入院すれば回復可能な疾患 在宅ではできない医療行為を要する病態、状態 疾患の軌道から外れた急変 周囲の医療資源	入院希望 看取り・死の準備ができていない 独居など経過観察が困難な環境

　入院を判断する時に考慮したい要素をBox 4に示します．医学・医療の要素では，入院すれば回復可能な疾患かどうかです．在宅ではできない医療行為を要する病態，状態かどうかです．最近は医療機器が発達して在宅で吸痰や酸素ができるようになってきましたが，たとえば夜中の低酸素血症では在宅酸素導入などは難しい．吸痰が必要になっても，家族が準備できていなかったりすると難しい．それから，重要だと思うのですが，疾患の軌道から外れた急変です．後述するように，「疾患の軌道」というのがあります．慢性疾患を追いかけていったときに，最後を看取るまでの間の疾患の軌道がおよそ見えるので，それを予見するのが大事であると言われています．その軌道から外れた場合の急変は，受診なり入院を考慮してもいいのではないでしょうか．それから周囲の医療資源です．高次の医療機関を利用しにくいときがあります．基幹病院の大病院では，肺炎や腎盂腎炎は入院させてくれないので，当市では輪番制で救急当番が変わりますが，大病院になるときは送らずに，1日待って他病院が救急当番のときに紹介状を書いて送ってきます．中小規模なら入院させてくれるからです．そういう医療資源の活用の仕方もあります．

　患者・家族・背景の影響が大きいのが在宅ケアの特徴だと思います．入院希望，看取り・死の準備ができていない，独居など経過観察が困難な環境があります．

　Box 5～7が疾患の軌道です．3タイプありますが，1）**がん**の場合，比較的長く機能が保たれ，最後の数か月で急激に低下する．2）**心不全など非がん慢性疾患**では，急性増悪をくり返しながら機能が低下する．最期は比較的急に経過する．その死に至るイベントが今なのか次なのかの見極めが難しい．今回のCaseですが，3）**認知症・老衰**の場合，機能低下した状態が長く続き，ゆっくりと最期を迎える．

　この症例では，原疾患から予見していない意識障害で原因不明でした．また，家族の（ひかえめな）入院希望がありました，そして訪問看護からの入院希望もありました．さらに年末であったということも在宅ケアのサービスも入れにくい，病院の空き状況もありいれてもOKとなりました．

　以上です．

05

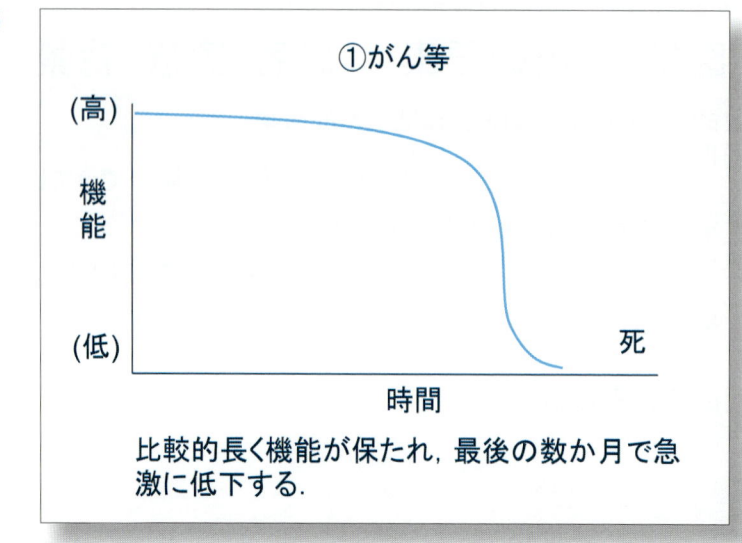

①がん等

比較的長く機能が保たれ，最後の数か月で急激に低下する．

06

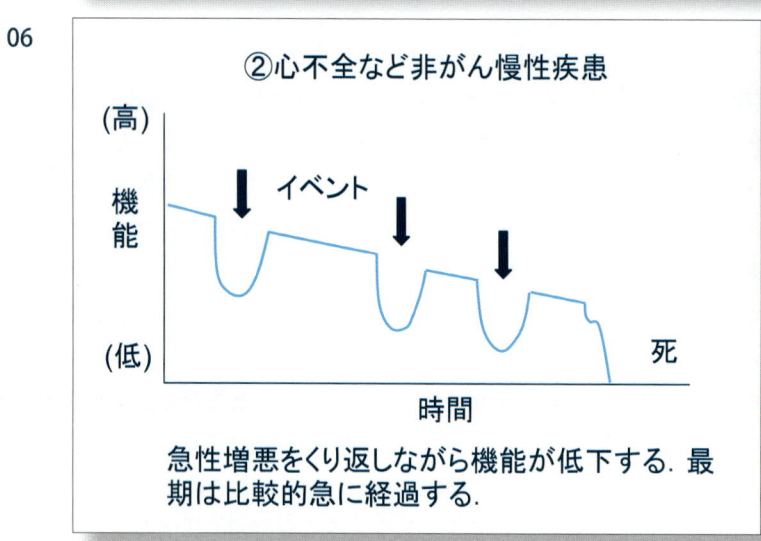

②心不全など非がん慢性疾患

急性増悪をくり返しながら機能が低下する．最期は比較的急に経過する．

07

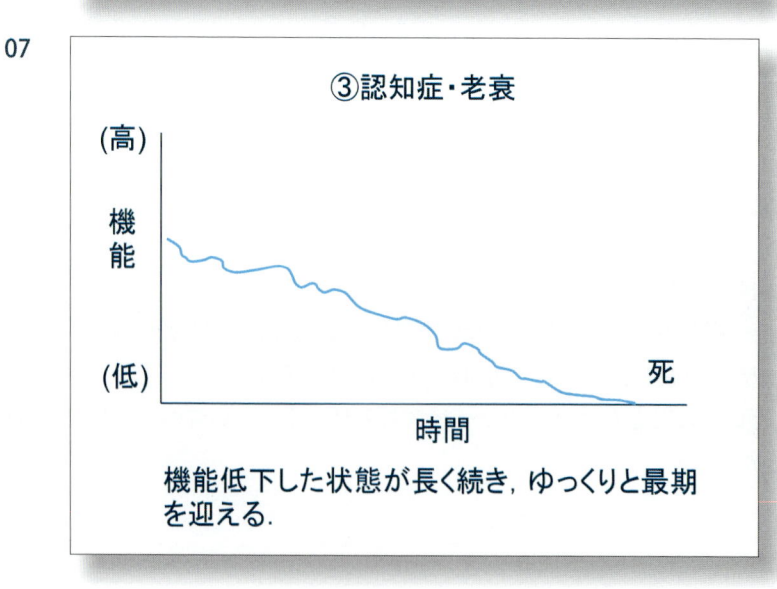

③認知症・老衰

機能低下した状態が長く続き，ゆっくりと最期を迎える．

全体討論

横林：ご質問お願いします．

フロアA：原先生はこのcaseの場合，心理的な葛藤を抱えている中で，どなたかにこのような事例を相談して，入院させるか否か話し合ったりする機会は，病院内やチームであったんでしょうか．

原：このcaseもそうですが，たいてい病棟の師長か主任クラスとまずベッドの調整も含めて話をしています．それ以外，医師同士で話をする機会は，実はそれほど恵まれていません．ほとんど単独で判断していることが多いです．

フロアB：その場合かなりストレスではないでしょうか．僕はあまり考えずに入院させてしまう方なんですが，1件1件一人で考えないといけないのは非常につらいと思います．共有したりするのは難しいでしょうか？

原：案外難しくはないかもしれません．簡単に話せる間柄の同僚はいますので．ただ残念なことに，今僕が病院のこの部門のトップになってしまって，自分の上級医はいません．相談するとしたら後輩か，他科の先生になってしまいます．他職種に相談する方が，別の視点も入って楽かもしれません．

フロアC：こういう事例の入院は結構悩むと思いますが，訪問診療の入った方は，最初の段階で，どこまで医療行為を希望するとか，緊急入院のこととか話し合いとか書式に書くとかあるといいのではないかと思います．

原：事前指示書（advance directive）は僕も関心はあり，やりたいのですが，できていません．実際にされている先生はどのくらいいるのでしょうか？

横林：事前指示書を在宅患者さんに取っている方（少数あり），取ったことがある先生はどのくらいいらっしゃいますか（数名あり）？私はポートフォリオ用に，まず一人取ってみて，結構満足されて，そのあと何人かにとって皆満足されて，一つの診療所で診ている50人くらいに取ったことがありますが，特に問題は起こらず，だいたい皆さん満足されていました．

フロアD：今回の症例のように在宅でうまくいってよくなったcaseとか，逆に在宅でうまくいかなくて，よくならなかったcaseはありますか？

原：あります．家族や本人の希望でできるかぎり病院には行きたくないcaseがあると，少々の肺炎どころか，なかなかの肺炎でも頑張って在宅で診るということはします．

フロアD：それは高齢でもあるし，リスクもあるので話し合いながらということですね．

原：いつもではありませんが，時々事前指示として本人でなくとも代理人である家族ができるcaseは，できる限り対応しようとしますが，概して難しいです．

提言：事前指示書につき患者・家族と話し合う機会を常に意識する

横林：米国のオレゴン州では，事前指示書の取り組みがが進んでいて，ほとんどの人が記載していると聞いています．DNAR，CPRをしない人は冷蔵庫にそれを記載した黄色い紙を貼っておく．救急隊は来るとまず冷蔵庫を見る．それを見たら搬送しないということです．その紙を家族と家庭医が話し合って書くそうですが，そのタイミングは入退院のときは必ずするようにルール化しているそうです．というのは，そのときそのときで変わるものなので，いつ変えてもいいですよというのが事前指示書ですから，入退院，あるいは施設が変わるというイベントごとに再確認をします．患者・家族も事前指示書に従った医療を提供してもらえるという安心感が強いようです．日本においては事前指示書について患者・家族と話し合う習慣はほぼ無いのが現状のようですが，常に話し合う適切なタイミングを意識しておくことが大切だと思います．

松下：92歳の方の家族の覚悟，思い，死生観と，医師の考えが一致していない時に，入院させようかどうか，非常に迷うと思います．今の横林先生のオレゴン州の話は，本コンソーシアムの第1回「提言：日本の臨床高齢者医学よ，興れ」＊でお聞きしました．僕は施設に訪問に行ったときに，頻回に家族を呼んで，どんな考えなのかを話し合って，何かを決めようというのではなく，話し合うこと自体が大事だと思いました．そうすれば入院適応を考えるときにお互いに理解しあっているから決めやすい．訪問看護で何がどこまでできるかがわかれば入院適応がスムーズに決められると思います．

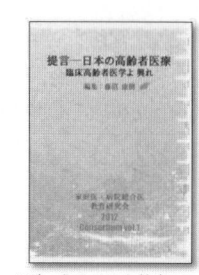

＊ジェネラリスト教育コンソーシアムV1
提言：日本の臨床高齢者医学よ，興れ．
編集：藤沼康樹
B5 155ページ
ISBN 978-4-906842-01-8
定価3,600円 尾島医学教育研究所．2012

大島：家族の意向で入院するか，しないか左右されるのはその通りですが，このcaseでは家族の状況が，ひ孫の世話でした．こういう問題は1週間では解決しません．そういう場合，入院に対して医療側が慎重になってしまう．この方は意識が戻ったらすぐ帰れましたか？

原：この患者は，入っていたベンザリンをやめたら2日目に元通りにもどりました．肺炎も良くなったので，退院しました．

藤沼：先日事前指示書を取っているビデオを見ました．そこは福祉サービス会社が書かせるシステムなのですが，要するに「全部やってほしい」という事前指示書なのです．それに対してスタッフ全員が違和感を持っている．「全部やってほしい」と言ったときに，「本当かな，違うでしょう」と言ってしまう医療者が最近増えているので，そこは注意かなと思っています．静かに家で何もしないで，ということを優先する雰囲気がないこともないのですから．松下先生が言うように，よく話し合う，どっちにするかと結論を急ぐのではない

態度が大事ですね．

横林：私は，事前指示書を作ってそれを配布するときに，全部に「わからない」という欄を設けています．どうするか決めれない方もたくさんいますので，二者択一でないことも大切にしています．

フロアE：この case は訪問看護師が入院させてほしいということだったと思いますが，具体的な患者さんのアウトカムを考えたうえでなのでしょうか．あるいは年末でマネジメントが大変だったからでしょうか．

原：よく知っている看護師ですのでわかるのですが，痰もゴロゴロしていました．このままだと家でも難しいのではないかという医学的な判断が前提にありました．当時の訪問看護ステーションの状況からすると，年末そういう患者を抱えておくのは，結構きつそうだなと思いました．

フロアE：多職種的な物事の解決するときに看護師のスタンスが大事だと思い伺いました．

提言：DNRを再考する

松下：「DNR を取る」という言い方を，私は，全面廃止したいと思います．「取る」ということ自体，医療者の都合，優先を意味します．これは患者・家族がこれ以上は可哀そうだから医療者にお願いするもので，僕らが取ってくるものではありません．この 10 年，言葉としてよくないと叫び続けています．

横林：先生のいう適切な表現は何ですか？

松下：「DNR をお願いしたい」で，私たちは「受けることにしました」です．

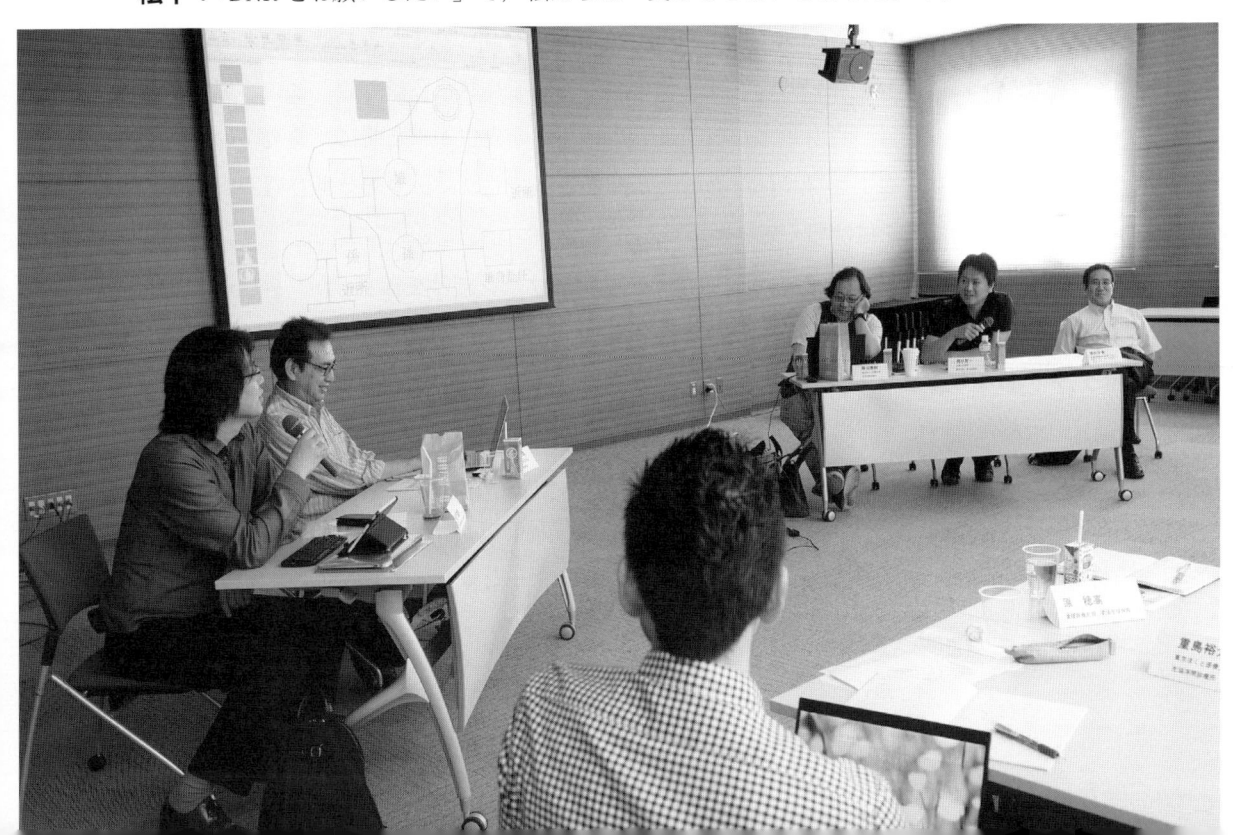

横林：松下先生は，92歳のADLがよくない患者が入院されたときに，「この人急変したときに心臓マッサージとかどうするんですか？」と看護師に聞かれたら，どんなふうに対応されますか？

松下：私は，まず家族と話します．必ず診療録にどうするかを書きます．「いろいろ話したけれどもまた話します」とか書きます．看護師は疑問に思うのはわかっています．詳しく書いておいて，なぜこの人はDNRではないかはきっちり書く．またDNRまでは丁寧に医療行為を行うということも明記しておきます．

徳田：DNRを縷々説明しても，本当に理解できる人がいるでしょうか？これは私の個人的な意見ですが，認知症があって判断能力がない前提で，家族にお話しするとき，「私にすべての判断を任せていいですか？」と聞きます．それだけです．それで私は全部自分でやります．それまでによく話し合います．原先生のこの症例は，非常に理想的な医療をされたと思います．自分で判断し，自分で入院を決定し，入院後ケアをやった．これが一番楽なんです．紹介状のところが一番大変なのです．先生が継続して診られている患者ですから，おそらく原先生に判断を委ねたのだと思います．

横林：徳田先生が病院にいないときに，患者の心臓が止まった場合はどうしますか？

徳田：「私に全部任せてよろしいですか」と話をして「任せます」と言われたら，それがDNRなのです．一般の方にmedical terminologyを使ってその判断を任せるのは難しいです．詳細なmedical indicationの判断は私たちに任せていいのです．Reversibilityのある治療は行います．それが議論の大前提です．

横林：看護師から「DNR取っていますか？」と聞かれることがあります．なぜそう尋ねるのかある看護師に聞いたことがあります．理由は2つあるようです．1つは，急変時にバタバタしたくない．医師もいない時は大変だから取っていてくれたら嬉しい，という思いがあるそうです．もう一つは，当直帯とか夜間にアルバイトの先生が来た時に，急変時の対応で方針が定まっていないとトラブルになることがあるようでした．一意見であり看護師を代表する見解ではないことを付け加えておきます．

フロアF：DNRを取ったこと＝人工呼吸器と心臓マッサージだけを指すのか，昇圧剤も輸血も指すのかをしっかり決めておかないと，取った＝決めたことにはならないのではないか．徳田先生がおっしゃったように，実際患者さんをDNRに決めるというのは勇気がいることで，自分の親が死に向かう時に一般の方々に決めさせるというのは，患者，家族の幸せにつながっているのか疑問です．手術か保存的治療かはおおむね医師が選択肢を与えていますが，他の医療行為はほとんど医師が決めている．なぜ最後の時だけ患者，家族にゆだねるのか疑問です．

横林：ありがとうございました．以上で原先生のポスターセッションを終了します．

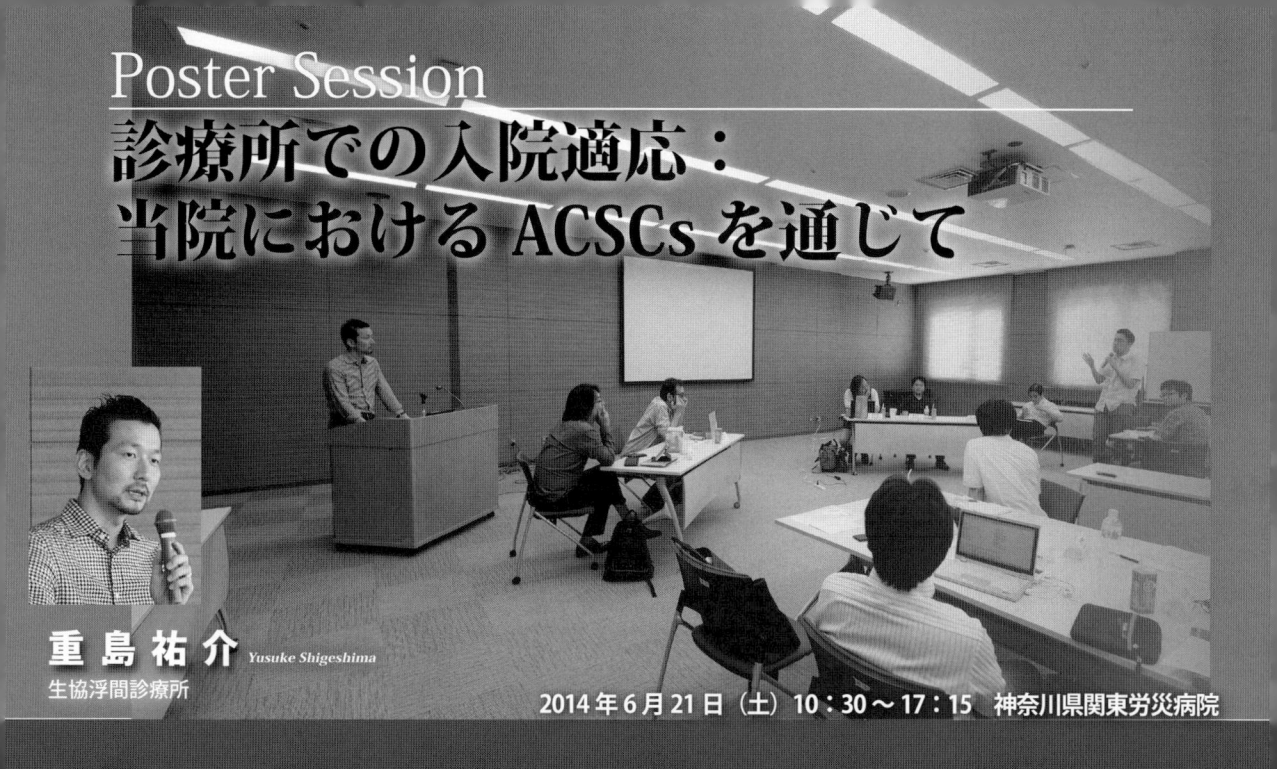

Poster Session
診療所での入院適応：
当院におけるACSCsを通じて

重島祐介 Yusuke Shigeshima
生協浮間診療所

2014年6月21日（土）10：30～17：15　神奈川県関東労災病院

Poster Session3番目は，重島祐介氏（生協浮間診療所）による『診療所での入院適応：当院におけるACSCsを通じて』が行われた．その記録を紹介する．

重島：私は本年3月に家庭医療レジデンシーの後期研修を終了しました．本日は生協浮間診療所で入院適応について発表させていただきます．当診療所は，東京都東部の埼玉県寄りに位置します．そこで私は往診と外来を担当しています．患者さんは0歳児から高齢者まで幅広く受診されます．今回当院におけるACSCs*に関して，調査研究したことを発表しながら入院適応について述べます．

* Ambulatory care-sensitive conditions (ACSCs) について
高齢者が入院することは，それ自体が機能低下のリスクになるため，できるだけ避けたいところである．北米あるいはヨーロッパでは，入院せずに済んだ可能性のある事例の研究から，プライマリ・ケアの現場で適切にマネジメントすることで，不必要な入院を防ぐことができる可能性のある状態をAmbulatory care-sensitive conditions (ACSCs) と呼び，研究がすすめられている．

（藤沼）

はじめに

不要な入院や時間外受診をできるだけ避けたいという思いがあり，まずは当院かかりつけ患者の緊急入院・時間外受診の実態を調べることにしました．その中には緊急入院や時間外受診が避けられたかもしれない症例がありました．
今回提示するそれらの症例を通じて，診療所における入院適応について考えるきっかけとした

いと思います．

■当院かかりつけ患者の緊急入院・時間外受診の実態

【調査方法】
・期間：2013年10月1日〜14年3月6日
・対象：生協浮間診療所に通院する外来患者および定期往診中の全患者
・選定基準（Inclusion criteria）
①緊急入院となった患者．（受診のきっかけは問わない．定期往診であっても，臨時往診であっても組み入れられる．）
②時間外受診をした患者．（救急搬送の有無は問わない．）
　上記の定義に合致する患者に対して電子カルテのチェックタグをつけて拾い上げた．

■結果（Box 1〜4）

　32名ですが，高齢者が断然多いです．救急搬送・時間外受診理由は，転倒が最も多く，次いで呼吸苦，意識障害，腹痛，発熱となっています．転帰は入院が多く，外来と往診の割合はBox 3のとおりです．
　Box 4に入院・時間外受診を避けられたかもしれない症例を示します．これらは診療所で担当医と話し合い，この患者は入院が避けられたかもしれないと思われた症例です．

症例1

グループホーム在住，認知症高齢者86歳女性

主訴：発熱
2/3　2日前から37℃後半の発熱で臨時往診
　　　インフルエンザのチェックのみ
2/5　発熱持続38〜9℃　フォーカス不明
　　　採血・尿検査施行
採血，尿検査はしたが，特記所見なし

2/8　電話連絡 38.5℃，覚醒不良　カロナール指示
同日の午後に緊急入院
データフォローはしたが，その後の電話フォローをしてもよかった

01　結果-1

日時	年	性	往診	理由	診断	転帰	認知症
2014/2/10	86	女	往診	様子がおかしい	急性腎盂腎炎	入院	認知症
2013/12/13	78	女	外来	腰痛	尿路結石症	帰宅	高血圧症
2013/12/13	71	女	外来	腰痛	便秘	帰宅	不安神経症
2013/10/7	85	女	外来	頭が冷える	不明	帰宅	不安神経症？
2013/12/7	89	女	往診	発熱	肺炎　UTI	入院	関節リウマチ
2013/12/11	81	男	往診	発熱	不明　肺炎？	入院	脳梗塞後遺症左右片麻痺
2013/12/16	66	女	往診	背部痛	癌性疼痛	入院	子宮平滑筋肉腫
2013/11/8	68	男	往診	熱感	熱感	帰宅	脊髄性筋委縮症
2013/11/18	87	女	外来	尿閉	再発腫瘍による下部尿道閉塞	入院	子宮頸癌再発
2013/11/27	30	男	外来	転落	脳挫傷	入院	境界型人格障害？
2013/12/2	96	女	外来	転倒	胸椎圧迫骨折	入院	高血圧症
2013/12/28	90	男	外来	転倒	骨折	入院	糖尿病
2013/12/9	87	女	往診	転倒	骨折	入院	慢性心房細動
2013/12/25	87	男	往診	転倒	骨折　左転子部骨折	入院	認知症
2014/3/2	85	女	外来	転倒	硬膜下血腫	帰宅	血管性認知症
2013/11/28	84	女	外来	転倒	打撲	入院	慢性心不全
2013/12/16	82	女	外来	転倒	胸椎圧迫骨折	入院	老人性精神病
2013/12/7	67	男	外来	転倒	脳挫傷	入院	混合型認知症
2013/12/29	70	男	外来	心肺停止	死亡	死亡	慢性心不全
2013/12/6	92	女	往診	呼吸苦	不明	入院	パーキンソン病
2013/11/26	83	女	往診	呼吸苦	誤嚥性肺炎	入院	アルツハイマー型認知症
2013/12/23	81	男	外来	呼吸苦	低酸素血症	入院	COPD
2013/12/2	81	男	往診	呼吸苦	肺癌	入院	肺癌
2013/10/22	81	男	外来	誤嚥	誤嚥	入院	COPD
2013/10/15	86	男	外来	呼吸苦	急性気管支炎	入院	認知症
2014/2/1	89	男	往診	嘔吐	急性心筋梗塞疑い	入院	認知症
2013/10/1	82	女	往診	動けない	不明	帰宅	早期胃癌
2013/12/5	84	男	外来	意識消失	神経調節性失神	帰宅	高血圧症
2013/2/13	85	男	外来	意識障害	尿路感染症	入院	認知症
2013/2/14	85	男	外来	発熱	尿路感染症	入院	認知症
2013/10/9	84	女	外来	意識障害	てんかん	入院	副甲状腺機能低下症
2013/10/23	86	女	外来	足痛	骨折？	入院	アルツハイマー型認知症
2013/12/16	75	女	外来	不明	急性腎盂腎炎	入院	糖尿病
2013/10/7	75	男	往診	定期受診から	不明	入院	胃癌術後

02

救急搬送・時間外受診理由

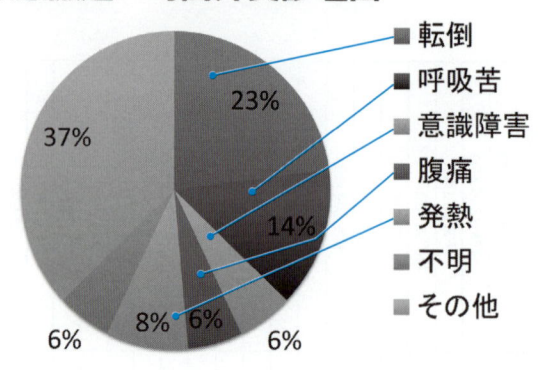

理由	割合
転倒	23%
呼吸苦	14%
意識障害	6%
腹痛	6%
発熱	8%
不明	6%
その他	37%

03

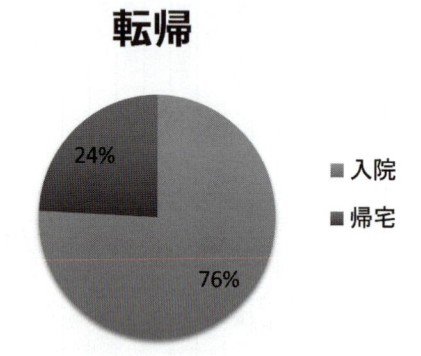

転帰

- 入院: 24%
- 帰宅: 76%

診療形態

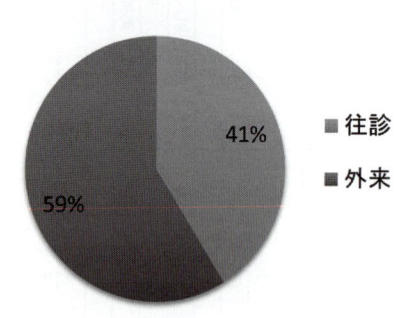

- 往診: 41%
- 外来: 59%

04

年	性	理由	診断	転帰	
86	女	往診	様子がおかしい	急性腎盂腎炎	入院	認知症
85	女	外来	額が冷える	不明	帰宅	不安神経症？
83	女	往診	呼吸苦	誤嚥性肺炎	入院	アルツハイマー型認知症

症例 2
誤嚥性肺炎を繰り返す 83 歳女性
アルツハイマー型認知症　# 嚥下障害
　アルツハイマー型認知症の夫と 2 人暮らし
　長男がほぼ毎日訪問
　嚥下機能低下で食事摂取困難となっており，最小限の補液で往診管理となっていた．
　前日に在宅看取りとするかの話し合いがあったが決定は先送り
　その日夜「呼吸が苦しそう」と連絡あり
　臨時往診を待てず救急要請

症例 3
不安の強い単身生活の 85 歳女性
　もともと「顔がしわしわする」「眠れない」「体が痛い」等，様々な愁訴で頻回受診していた．
　独居による不安や気持の落ち込みもあり SSRI 等を処方しながら，1 週間毎フォローしていた．
　そのような中で「額が冷える」での救急要請，帰宅．
　　→その後，唯一の身よりの弟さんの協力も得られ，施設入所ができた．

考察
　今回の調査では ACSCs として 3 つの例が挙がった．症例 1 はもう少し密なモニタリングができていればと悔やむ症例．2 は呼吸苦症状のマネジメントと最期の場の決定というやや難しい症例．3 はもっとも避けたい不適切な救急要請の症例であった．
　Freud* らが提言しているように，今回の症例においても不要な入院を避けるためには ACSCs リスクの高い患者の同定や密なモニタリング，そして患者や家族に対するセルフマネージメントの教育などが重要なポイントであったと考えられた．
　*Freund T, Campbell SM, Geissler S, et al. Strategies for reducing potentially avoidable hospitalizations for ambulatory care - sensitive conditions. Ann Fam Med, 11(4):363 - 370, 2013

全体討論

横林（司会）：それではご意見をお願いします．
重島：フロアには病院の先生方が多いと思いますが，受け手の立場から，こうしてくれれば，などのエピソードやご意見をいただけると幸いです．
フロア A：この研究をされて，予想されていた症例数，結果はどう理解していますか．慢性的

な疾患が，不適切に放置されていて，予期されていた変化が見逃されて入院になってしまった事例は少ないように見えます．医療マネジメントが適切に行われていて，それでも漏れてしまったというような感じにも見えたのですが．この 3 例だけが本当に対象になるとすると，ほとんどの診療はうまくいっているのではないかなと思いました．これが恥ずかしいということはないのではないかという印象を私は受けました．この研究の結果からは，私は重島先生たちの診療は大丈夫なのではないかと思いました（笑）．予想と乖離とかはありましたか？

重島：慢性心不全の急性増悪とか，COPD とかをもう少しマネジメントしておけばよかったという症例は多いのかなと予想はしていたのですが，そういう事例は意外と少ない．慢性疾患の管理が不十分であったということは少ないかなという印象です．

フロア A：リウマチ，膠原病患者の救急受診の後ろ向きの探索研究をやっています．高齢者が多いことが背景にあると思うのですが，感染症と予想以上に違ったのは，転倒，骨折など外傷のエピソードが目立つ．救急外来というセッティングなので，それは増えてくるのですが，それが目立っていたという研究結果でしたが，その研究と符合していると思いました．

フロア B：転倒が多いということが意外です．ポリファーマシーなど介入可能性は探索されませんでしたか？

重島：転倒した患者の個々の問題点までは介入していません．転倒予防については診療所全体として今後取り組んでいきたいと考えています

フロア C：救急医という受け手側として，どういう点に気をつけてほしいかについて述べます．重島先生たちのように，このような研究をしようとしている先生が，無茶なことをしていることは考えにくく，受け手は困ることはありません．われわれ受け手側からみて，本当に困る日本の医療の闇は，アルバイト診療だと思っています．アルバイト医の Do 処方の連続は非常に危険です．このコンソーシアムでこんなことを言って，伝わるかどうかわかりませんが，われわれ受け手からすると，そういう Do のつながりで看過された結果を見たとき，「もっと

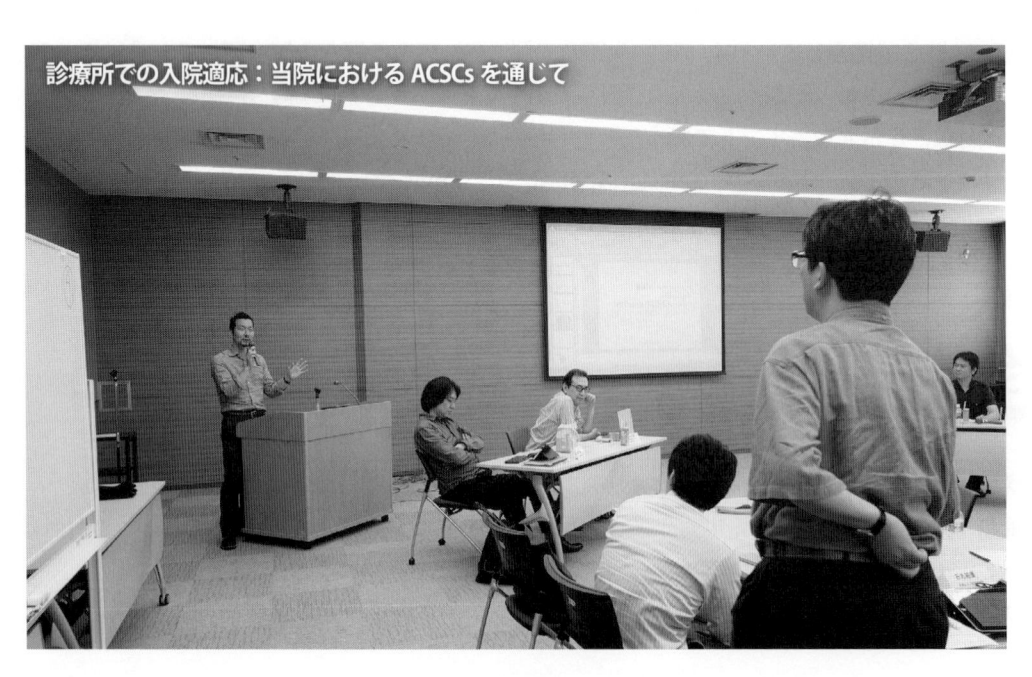

早く！」と思います．

提言：バイトに注意！

横林：本コンソーシアムでは，書籍化するときに，提言を枠組みにします．

フロアD：バイト医です（爆笑）．耳の痛いお話です．まず重島先生にお伺いしたいのは，こういった研究，ネガティブな研究をするのはたいへん貴重だと思います．誤診などに研究は少ないです．私はホスピタリストですが，いいことだけをわれわれは発表します．治療がうまくいったことや，入院させてよかった，という症例報告は多々あります．逆に入院させなくてよかった症例，もしくは入院しなくてよかった症例などのポジティブな症例の発表はありますか？もしくはこの研究を通して，そのような側面は浮かび出されましたか？

重島：ACSCの検索をしてみる限りでは，日本では循環器系の研究で1個ありましたが少なく，ヨーロッパではいくつかhitしました．今回，本研究を通して自分の診療を振り返る契機となりましたし，入院適応を判断するときの目安となりましたので，よかったと思います．

フロアD：ポジティブに結果がよかった症例など，プレゼンテーションする機会は，先生の周囲には勉強会のような環境はあるのでしょうか？つまり，在宅医療をやっていて，入院させなかったことがどのような良い結果につながったか．われわれホスピタリストは入院させたからこそこのような良い結果が出たということを発表する傾向があるのですが，在宅の分野で，入院させなかったことで良い結果が得られたというエビデンスを集積していけば，その分野の第一人者になれるのではないでしょうか．

フロアE：Dispositionのテーマですが，外来のセッティングと救急のセッティングでdispositionは非常に重要です．この人を入院させるか，させないかの議論はされると思うのですが，在宅の場でのそういうディスカッションは少ないのでしょうか．この人を入院させるか否かは大きいテーマですが，そういうディスカッションが毎回されてこのような結果が得られたというのは，素晴らしいプログラムであると思います．

重島：入院するかしないかというディスカッションを皆でするかというと，しますが，参加者は多くはありません．医師も少ないですし，基本的に在宅に行って判断するのはその状況を知っている人です．

重島：病歴と身体所見だけで戦うということもありますが，医療資源の問題もあります．

藤沼：僕は，在宅患者には，基本的にもっと検査をしろと言っています．はっと気が付くと2年くらい何もやっていないこともあります．全体の状態の把握ができていない．在宅での医療機器もハイテクでいろいろなものが出てきています．在宅医療自体にidentityを持てる医師，僕はあまりそういう意識はないのですが，在宅医療をやっている，そこに自分があるという医師の場合，在宅に価値があるのでどうしても家で診るというモチベーションにとらわれることは必然です．逆に在宅医療をビジネスでやる人は，そこはとらわれないので，幅があります．この種の議論は，その辺のバランスを考慮すべきです．

横林：巷には，何が何でも在宅というこだわりをもっている在宅専門クリニックがあって，在宅看取り率をあげたいので，家族が入院を希望しているのに，入院させず強引に看取るということもあるそうだと耳にします．在宅の現場で，自分ひとりで判断しないといけないので，そのようなことをどのように教育に含めていくかは今後の課題です．

藤沼：僕らのところは，地域の中の包括のケアマネージャとかいろいろな資源が総体としてマネジメント能力があって，割合そこは救われています．それがないとおそらく耐えられないと思います．その辺のパワーの構築が求められます．

フロアF：在宅医療専門医のテーマですが，私も以前訪問診療に行きました．看護師が同行して，病態に関しては自分で行いましたが，地域のこととか患者背景については看護師といろいろ話し合って，助けられてきました．よそでは医師一人で行っているのか興味がありました．

重島：うちの診療所では，医師と看護師がひとりついています．うちの医師はレジデントが多いですし，地域の医療資源や患者背景などをよく知る看護師には大変助けられています．

提言：診断エラーを測定し，日本発のベンチマークを出してほしい

徳田：この研究は，大変貴重なデータを提示しています．Avoidable と unavoidable に分けると，avoidable error はどのくらいですか？

重島：この3症例くらいかなと考えます．

徳田：国際診断エラー学会というのがあります．毎年行われていて，私は参加しています．様々なセッティングでの診断エラーを測定して，結果が刊行されています．最近のデータで，プライマリ・ケアでは5％と言われています．JAMA の Internal Medicine の2，3か月前に掲載されていましたが，先生の場合，入院に結びついた avoidable error は半年で1例だけですか？それを測定できるのだとしたら，そのデータを分子にして，分母は先生方が診た半年間の延べ人数にして，error rate を出して，日本発のベンチマークを出してほしいと思います．

参考文献

http://www.ncbi.nlm.nih.gov/pubmed/23440149
http://www.ncbi.nlm.nih.gov/pubmed/24742777
http://www.ncbi.nlm.nih.gov/pubmed/21997348

　エラーの定義ですが，定期外来以外に受診した人で，診療録を見直して，症状があったのに対応していなかった場合，avoidable error とします．それを見逃したためにER受診しているわけですから．定期外来に来ていて，1か月見逃してもその人のアウトカムが変わらなかったら，診断エラーではありません．しかし先生のデータベースができたら，それもカウントできます．分母（この半年間の受診人数）と分子がカウントできればいいのです．問題は，入院にならなかった症例をどう扱うかです．それは診療録を見直して，国際標準の method を使えばいいのです．できれば，General Medicine に投稿してほしいですね．

横林：重島先生にはぜひ論文にまとめていただきたいと思います．ありがとうございました．

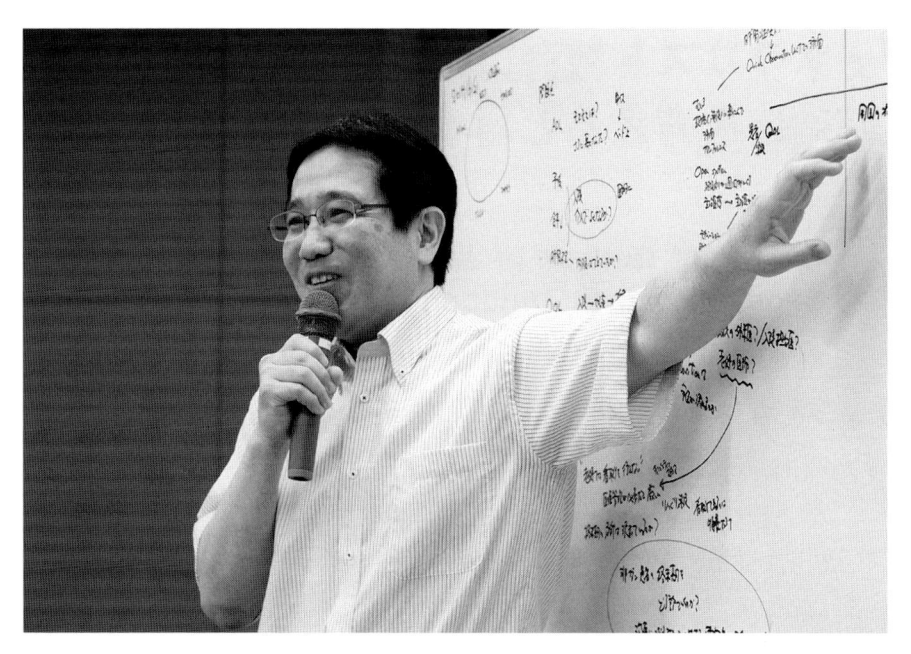

General Medicine 編集委員長も兼任されている，コンソーシアム副会長　徳田安春氏

閉会のことば

藤沼：以上で本コンソーシアムはすべてのセッションが終了しましたが，今回世話人の松下先生一言お願いします．

松下：藤沼先生に半年前に入院適応についてというお題をいただきました．このテーマは，幅広く，どのように展開していくか悩みましたが，自分がふだん悩んでいることを，打ち出して考えていこうと決めました．様々な事柄を調べましたが，結局皆さんの知恵を引き出すというのが私の仕事ではないか，この場で皆さんの考えを聞けたらいいのかなと思いました．いろいろ考えた末に直近の症例を提示しました．本日ここにジェネラリストが集まりましたが，一番接点が近いようで遠いのが入院適応ではないでしょうか．本日の議論を，もっと広めるにはどうしたらいいのかを改めて痛感しています．第一線の医療ではACSCを考えている人がいるのかと疑うくらい，無造作に紹介してくる医師が目立ちます．今回学んだことは，労働力の問題や，経済的な問題が複雑に絡んでいるとは思いますが，根本は感情の問題なのではないかと思います．その解決のひとつは，face to face なのかなと思いました．院内・院外の face to face で改善していくことが，現状では解決策ではないかと思いました．

大島：自分が言い出したテーマですので，本日のディスカッションは私は心地よく聞いていました．ジェネラリストという共通の基盤はありますが，意外と専門科の先生も理解があることがあります．まずコミュニケーションが大事です．このような議論を違う場面で行ってみるとそれはそれで面白いかもしれません．議論の発展を望みます．

藤沼：本日はどうもありがとうございました．以上で第6回コンソーシアムを終了します．

ジェネラリスト教育コンソーシアム：第6回
入院適応を考えると日本の医療が見えてくる

Visibility of Outlook of Japanese Medical Care When Seen from the Standpoint of Admission Criteria

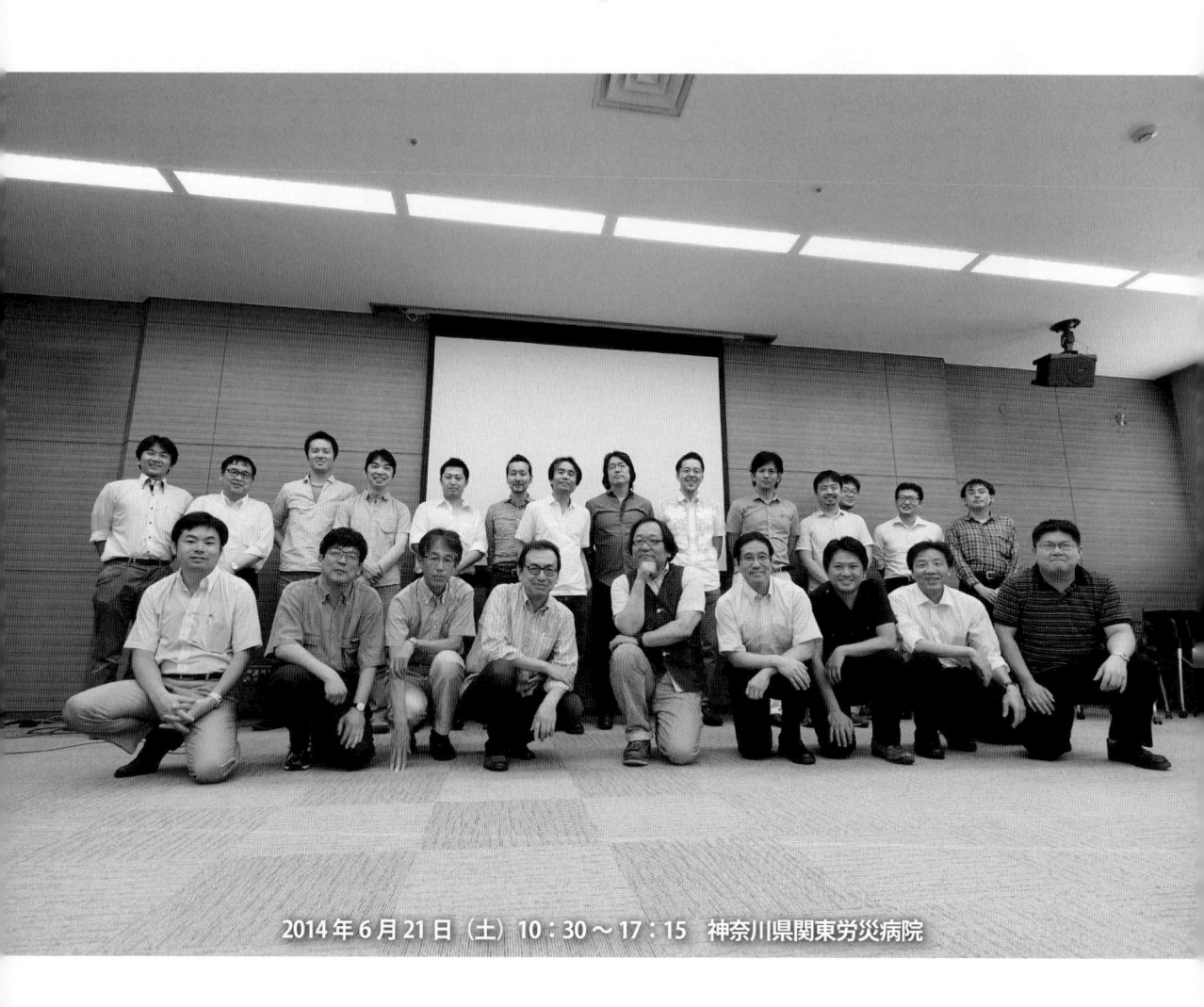

2014年6月21日（土）10：30～17：15　神奈川県関東労災病院

出席者一覧 (敬称略)

藤沼 康樹	東京ほくと医療生協　生協浮間診療所
徳田 安春	地域医療機能推進機構（JCHO）研修センター・JCHO東京城東病院
横林 賢一	広島大学病院　総合内科・総合診療科
阿部 智一	筑波大学付属病院水戸地域医療教育センター／総合病院水戸協同病院
石丸 裕康	天理よろづ相談所病院 総合診療教育部
宇井 睦人	東京医療センター　緩和ケア内科
大島 民旗	淀川勤労者厚生協会西淀病院院長
大生 定義	立教学院診療所
河野 浩貴	サン・クリニック塩尻
小西 竜太	関東労災病院　経営戦略室　室長
栄原 智文	東葛病院
重島 祐介	東京ほくと医療生協　生協浮間診療所
田中 淳一	東北大学病院　総合地域医療教育支援部
原 穂高	愛媛医療生協　愛媛生協病院
松下 達彦	済生会滋賀県病院　総合内科
松本 謙太郎	国立病院機構大阪医療センター
宮森 正	川崎市立井田病院・かわさき総合ケアセンター
矢吹 拓	国立病院機構　栃木医療センター
山田 豊	りんくう総合医療センター　総合内科・感染症内科
横須賀 公三	関東労災病院 救急総合診療科
吉本 清巳	奈良県立医科大学　総合医療学
綿貫 聡	東京都立多摩総合医療センター
和足 孝之	湘南厚木病院

Japanese Consortium for General Medicine Teachers
Special Articles

医療の中の「入院医療」を考える
Thoughts on hospital medicine from the perspective of the history of medicine
　　　　　　　　　　　　　　　　　　　　　　　　下　正宗　Masamune Shimo　　80

地域の視点から入院適応を考える
Thoughts on admission criteria from perspective of geographical location
　　　　　　　　　　　　　　　　　　　　　　　　大島民旗　Tamiki Oshima　　84

医療者のモチベーションと入院適応との関係
How can motivation of medical staff change admission criteria
　　　　　　　　　　　　　　　　　　　　　　　　松下達彦　Tatsuhiko Matsushita　　91

地方都市における医師不足・医師偏在から入院適応を考える
Admission criteria in regional area facing shortage and uneven distribution of physicians
　　　　　　　　　　　　　　　　　　　　　　　　川島篤志　Atsushi Kawashima　　98

大学病院の立場から入院適応を考える
Hospital admission criteria from the perspective of academic medical centers
　　　　　　　　　　　　　　　　　　　　　　　　柳　秀高　Hidetaka Yanagi　　105

入院適応を考える際に知っておくべき日本の医療政策
Thoughts on Japan's medical policy in consideration of admission criteria
　　　　　　　　　　　　　　　　　　　　　　　　栄原智文　Tomofumi Sakaebara　　108

退院支援の要点
Overview of discharge support and its practice
　　　　　　　　　　　　　　　　　　　　　　　　山本　祐　Yu Yamamoto　　113

働き盛りの入院適応
Admission criteria of patients in the meridian of life
　　　　　　　　　　　　　　　　　　　　　　　　石丸裕康　Hiroyasu Ishimaru　　119

高齢者の入院適応
Hospitalization criteria of elderly patients
　　　　　　　　　　　　　　　　　　　　　　　　山口　潔　Kiyoshi Yamaguchi　　123

在宅患者の入院適応
Admission criteria of patients receiving home care
　　　　　　　　　　　　　　　　　　　　　　　　原　穂高　Hotaka Hara　　129

患者背景による入院適応の判断―私はこう考える，生活困窮者の入院適応
Admission criteria of the poor and needy
　　　　　　　　　　　　　　　　　　　　　　　　臺野　巧　Takumi Daino　　133

施設入所者の入院適応
Hospitalization criteria applied to nursing home residents at acute care hospitals
　　　　　　　　　　　　　　　　　　　　　　　　仲里信彦　Nobuhiko Nakazato　　137

精神疾患患者の一般病床への入院適応
Admission criteria to general wards for psychiatric patients
　　　　　　　　　　　　　　　　　　　　　　　　本村和久　Kazuhisa Motomura　　144

医療の中の「入院医療」を考える

Thoughts on hospital medicine from the perspective of the history of medicine

下　正宗　Masamune Shimo

東葛病院〔〒 270-0174 千葉県流山市下花輪 409〕　Tokatsu Hospital
e-mail: fwgl1316@mb.infoweb.ne.jp

Recommendation　　　　　　　　　　　　　　　　　　　提言

- 「いつでも，だれでも，どこでも，必要な医療が受けことができる」という国民皆保険のできた歴史を振り返る．
- この制度を維持するためにどのような議論が必要かを考える．
- 国民の視点，医療従事者の視点，行政の視点など複眼的にこの問題を考える．

要旨

　医療の歴史の中で，入院医療が登場したのは比較的最近のことである．科学の進歩，医療技術の高度化の中で，大掛かりな設備が必要になってきた中で発展してきた．

　多くの国では，外来診療を中心とした医師，医療機関にかかり，専門家のアドバイスをもとに病院医療にアクセスする仕組みを持っている．

　日本は，国民皆保険で，フリーアクセスを実現した珍しい国であるが，財政の問題もあり，保険制度の維持と医療へのアクセスをどうするかは，超高齢化社会をむかえる時代において喫緊の課題といえる．

Abstract

n the history of medicine, it is only comparatively recent that hospital medicine has been introduced. With the progress of science and technology, hospitals became necessary.
In many countries, one first visits a clinic and obtains a letter introduction. Next, visit the hospital with a letter of introduction.
In terms of universal health insurance, Japan is a rare country which realized free access. As the nation faces a issue of a super-aging society, it is impending that there are financial problems as well as how to cope with maintenance of insurance system and medical access.

Keywords: 入院医療，外来診療，保険制度，フリーアクセス

医療の歴史と入院医療

今日の医療を考える際に，病院という仕組みが非常に重要である．しかし，医療の歴史を振り返ってみると，医療が病院で提供されるようになったのは比較的最近になってからということがわかる．

有史以前は，病んだり，傷ついたりしたときに，特殊な植物を食べたり，温泉などにつかったなどの対応がなされていた．動物の中にもそのような対応をするものがあるという．人間が集団で目的をもって生活を始めて以降も，状況は大きく変化はしなかったが，経験が蓄積しその経験を定式化して対応を行う「処方」という方式が確立し，それを行うものが専門分化してきた．権力者が引き継ぐ場合もあれば，ある集団にそれを行わせる場合もあった．医師，医師集団の始まりである．しかしながら，洋の東西を問わず，その技術は未熟であり，「文明」を持った人間社会でも呪術との区別がつかない時代が長く続いた．身分も奴隷ないし，市民であっても身分の低いものの職業であった．その後，医療行為が科学と結びつく中で，身分的には低くても，医師はその特別な能力故，権力とは独立したプロフェッショナルとして社会の中に存在するようになった．

どの技術もそうであるが，ニーズがある場所で提供されるものである．医療の提供様式は，個別的なものであり，病人が存在している場所で提供された．すなわち，それぞれの病人の居住地，居場所に医師が訪問して診療を行なうという形式が基本であった．この仕組みは，かなり長く続いた．

日本の場合をみてみると，中国の法制度を日本に持ち込んだ律令制度では，「戸令（こりょう）」という法文の中で，病人や虚弱者など，生産労働に参加できないものをどのように処遇するかが記載されている．私的扶養優先の原則，世帯単位の原則が明記されており，今日的に言えば，「自助」，「共助」の考え方が，すでに，千年以上も前の日本の社会の中に存在していたのである．すなわち，疾患をはじめとしたさまざまなハンディキャップを負った人は，近親者による私的扶養，援助がなされ，これが不可能な場合に公的な援助が得られるのである．

では，公的な療養，個別に対応できない場合には，どうなっていたのであろうか．それは，施設への収容がもっとも基本的な形態と考えられる．聖徳太子の施薬院や光明皇后の悲田院などが記録に残っているが，政府による公的扶助の考え方というより，宗教的動機に端を発した社会的活動の一環として行われていたと考えてよいだろう．江戸時代にいたるまでは，この形態で，宗教団体が，衣食住が満たされない貧しい人々に対して居住場所を提供するということが主目的で集団生活する場所を提供するということになった．

江戸時代には，「小石川療養所」という時の政府である江戸幕府管理する施設があった．確かに，独自の薬草園を持ち，医療は提供していたが，公的なものとはいえ，基本的には，「救貧施設」であり，医療提供を主目的にしたというより社会事業施設の意味合いが大きかった．しかし，「赤ひげ」のような「常勤医師」がいたという点では，病院の萌芽ともいえるかもしれない．持たざる者の診療は療養所で提供されたが，大名や大金持ちの商家への医療提供は，患者宅への「訪問診療」であった．有名なのは，小石川療養所であるが，各藩の藩校でも，医学，医療の教育が行われるようになり，各藩の救貧事業と同時に医師や医療従事者の教育のために一定の患者収容を行える施設をもつようになり，これらがいくつかの県では，現在の公的な病院のもとになっている．

病院は，英語ではHospitalであるが，ギリシア語ではHotelと同義である．語源はラテン語のHospice（ホスピス）で，中世ヨーロッパで，教会が作った旅の巡礼者のための宿泊施設が始まりであったが，病気や健康上の問題で旅を続けられない人が，そのままそこで療養を続けたために，役割が収容施設に転化したとされている．また，そこで提供される修道女や修道士の聖職者としてのさまざまな献身的な行為は，Hospitarity（ホスピタリティ）と呼ばれ，看護活動の原点ともされている．ドイツ語では，修道女のことも看護師のこともSchwesterというあたりにその歴史的位置づけが感じられる．すなわち，ヨーロッパでも，困った貧しい人々に対する救済施設，収容施設を，宗教団体をはじめとした慈善団体が運

営をはじめたことに端を発していると考えられる．

また，時代が進み人の往来が拡大する中，伝染病とよばれる感染症に有効な治療手段がなかった時代には，病気の蔓延を防ぐ目的で，患者を「隔離」するための収容施設が作られた．これも，個々人の治療というより社会不安を押させるという政策的なものであった．

病院という仕組みの確立

今日的な病院の仕組み，すなわち，組織として医療を提供するための仕組みが確立したのは19世紀に入ってからであった．その背景には，自然科学としての医学が背景にあることはいうまでもないが，社会経済的にも，市民という概念が社会に定着してきたこともあるといえる．また，戦争も大規模になり，負傷者を組織的に救護するための仕組みも必要になってきた．

この仕組みの確立は，医療にとっては画期的なことであった．すなわち，それまでの医療は，限られた環境（在宅）の中で提供されていたものであり，医師一人の能力の中で提供されていたものが，組織として提供されるものになった．個人的経験というエビデンスの中で行われていた診療が症例の集積ということを背景に疾患の概念が確立し，治療への介入が飛躍的に改善した．

また，療養環境という点では，クリミア戦争の従軍経験を詳細に分析したナイチンゲールの活躍があり，その分析は，今日の病院の療養環境を考える際の大事な考え方を提起している．すなわち，集団的に治療を提供する環境においても，個人宅での療養と同様の安全，安楽な環境を提供するための考え方の基本がすでに示されている．

すべての人にとって，疾患の治療と療養の場所として，病院が機能をはじめるのは，20世紀に入ってからであった．その中心を担ったのは，外科系医学であり，それを支える麻酔の進歩であった．すなわち，安全に手術（侵襲的処置）を実施し，術後の安全な療養環境を提供することが病院医療の中心的な課題となった．

医学・医療の高度化の中で，分業も進んできた．診療を分解すると，病歴聴取，身体診察，各種検査が行われる．病歴聴取と身体診察は，医師の業務である．各種検査は，臨床検査技師や放射線技師にゆだねられることになった．これらの情報をもとに診断と治療方針を決定するのは，医師が中心となった業務であるが，治療方針の中では，看護師，薬剤師，セラピストなどの見解も重要である．

病院がどのように利用されるかは，それぞれの国によって医療制度が異なる．

日本の場合には，公立病院，私立病院の区別なく，医師をはじめとした医療従事者はすべて病院に雇用されたスタッフである．診療報酬という国家が決めた枠の中で医療を提供している．また，国民皆保険制度，フリーアクセスの仕組みの中で，いつでも，どこでも，だれでも，同じ医療が提供される仕組みとなっているが，医療機関の偏在や保険外負担の増加により必ずしも理念通りに医療が提供されていない状況もある．また，地域連携の視点から地域医師が病院で病院医師といっしょに診療する仕組みも生まれている．

ヨーロッパでは，国によって仕組みが多少異なるが，医療にかかわるコストをどのような形で負担しているかで，医療へのアクセス，病院の利用の仕方が違ってくる．税金や公的健康保険をベースにしている国では，ホームドクターという身近の医師に相談するステップを経由しないといけない，あるいは，必ず自分の担当医を決めてその医師の紹介がなければ入院医療機関にアクセスできない国がある一方で，私的保険を併用してさまざまな医療機関へのアクセスを認めている国もあるが，基本的には，病院に到達するまでの医療と病院医療は，役割が別ということで厳密に区別されている場合が多い．この仕組みの中で，医師もホームドクターを担うのか，専門医療を担うのかが比較的明確になっている．

アメリカでは，一部に公的な医療保険制度もあるが，基本は市場経済の中で運営されている．保険会社が医療内容に対して大きな発言権を有し，病院経営もその枠の中で行われている．医療へのアクセスも保険契約の枠の中では自由にできるが，あくまで

も保険契約の範囲であるということが厳しい点である．病院は，オープンシステムをとることが多く，病院に雇用されている医師もいるが，病院のシステムを開業医に開放し，専門医療を提供する仕組みがある．

日本のように，最初から病院外来に自由に受診できるフリーアクセスのシステムは，国際的にみれば珍しい制度である．設備の整った病院に行けば，最もふさわしい医療が提供されるという意識も強いが，病院が果たすべき入院医療を十分提供できるような仕組みづくり，外来診療のあり方などを根本的に検討すべき時代になってきていると考える．

国民皆保険の理念は，「いつでも，だれでも，どこでも必要な医療を受けることができる」ことである．超高齢化社会を迎えるにあたり，この理念を維持，発展させるために，どのような医療提供体制，保険制度が必要かを議論すべき時期にきている．

文献

1) 布施 昌一：医師の歴史，中公新書534，中央公論社，1979（江戸時代以降の日本の医師のありようについて記載）
2) 宇山 勝儀：障害者福祉法制の史的展開・1 律令における障害者福祉法制と現代法と比較して，（財）日本障害者リハビリテーション協会，「リハビリテーション研究 Study of current rehabilitation」1997年11月（第93号）（障害者福祉が律令時代にどのような位置づけになっているかを記載）
3) 花田 春兆：日本の障害者―その文化史的側面―，中央法規，1997（日本の中で障害者がどのように社会から処遇されてきたかがわかる）
4) 山本 周五郎：赤ひげ診療譚，新潮文庫，新潮社，2002（小石川療養所で行われた医療，同時代に行われていた医療を知ることができる）
5) 井上 清恒 他：世界医療史，内田老鶴圃，1983（古代から現代にかけての科学を背景にした医療の進歩が記載されている．西欧が中心であるが，アジアの医療にも触れている）
6) 小川 鼎三：医学の歴史，中公新書39，1964（世界の医学の進歩に触れながら，特に日本の近世の医学の姿を記載）
7) 丸山 健夫：ナイチンゲールは統計学者だった―統計の人物と歴史の物語―，日科技連，2008（ナイチンゲールと統計学の関わりを記載しその後の統計学の歴史に触れる）
8) 多尾 清子：統計学者としてのナイチンゲール，医学書院，1991（統計を政策にどのように生かすかと考え活動したナイチンゲールの記録）
9) 猪飼 周平：病院の世紀の理論，有斐閣，2010．（20世紀を病院の世紀として分析している．今後の医療のパラダイムの変化を提起している）
10) ヘレン・B・クレイブサトル：メイヨーの医師たち，近代出版，1982（国際的にも知られるメイヨークリニックのスタッフがどのように技術獲得し病院を発展させてきたかを知ることができる）
11) マイケル・ローズ：死者の護民官，西村書店，1984（ホジキン病に名を遺したホジキンの評伝．当時のイギリスの医師の活動，医療や病院のありようを知ることができる）
12) 莇 昭三：医療学概論，勁草書房，1992（自然科学としての医学と社会行為としての医療の関係を論じ，「患者との共同の営みとしての医療」という視点を提起している）

地域の視点から入院適応を考える

Thoughts on admission criteria from perspective of geographical location

大 島 民 旗　Tamiki Oshima

淀川勤労者厚生協会西淀病院院長〔〒555-0024 大阪市西淀川区野里3-5-22〕
Nishiyodo Hospital
email : tami.oshima@gmail.com

Recommendation ……………………………………………… 提言

- 地域から入院適応を判断する際，「患者中心の医療の方法」を適応することは有用である
- 入院＞外来という前提をいったん保留して，メリットとデメリットのバランス，入院と外来とでの治療効果の差を検討してみる
- 地域で診る力の向上のための地域での関係づくり，病院の動向の変化を把握する努力も大切

要旨

　筆者は診療のほとんどの期間都市部で仕事をしていたが，へき地で診療する機会を持ち「入院適応」に対する考え方の違いに驚いた．また施設入所者で通常入院となる症例を入院せずに治療した経験もした．
　地域から見た入院適応は患者中心の医療の方法を意識すると効果的である．特に入院適応の判断にあたっては，入院のメリットとデメリット，外来治療と入院治療の効果の差を意識するとよいかもしれない．周囲の医療・介護スタッフとの連携や，病院の役割についての把握も必要である．

Abstract

The author had primarily worked in urban areas, however, with gaining opportunity to work in remote areas, was surprised to know the difference in the way of thinking toward "admission criteria". Moreover, acquired experience of treating patients without being hospitalized for those who are normally hospitalized as healthcare residents.

From the standpoint of "admission criteria" based on geographical location, it is effective to be conscious of "Patient-Centered Clinical Method". Especially in judging admission of indication, it is recommended that one be aware of the difference of effects of outpatients and hospitalization as well as advantages and disadvantages of hospitalization. Collaboration with medical and nursing staff and understanding of the role of hospital is required.

印象に残った2事例

筆者は医師になって10年以上たってから家庭医療学に触れることになり，2003年に家庭医療の教育施設の見学を数か所行った．その中で揖斐郡北西部地域医療センター山びこの郷は，岐阜県の山間部にある診療所で，当時は山田隆司先生，吉村 学先生が勤務しておられ，医学生や初期研修医の実習を継続的に受け入れていた．筆者は，これまでの呼吸器内科のキャリアから家庭医へのシフトを考えており，僻地での診療経験はなかった．

ある日臨時の往診依頼があった．患者は80代くらいの男性患者で，脳梗塞の既往があり生活は奥さんが介護されていた．トランスファー見守り～軽介助レベルで，認知症はあってもそれほどひどくなさそうであった．患者の症状は吐血で黒褐色のものを洗面器に半分程度吐いたとのこと．血圧は収縮期血圧90mmHgほどで，プレショックであった．確かアスピリンも服用していたように思う．筆者は吉村先生と一緒に往診した．ひと通り診察して，吉村先生は「どうしますか？」と筆者に問いかけた．「普通は，入院ですね」と躊躇なく答えた．吉村先生は少し間をおいて，今度は患者さんと奥さんに「どうしようか？」と尋ねた．奥さんは「入院はちょっと…」と言葉を濁した．じゃあ，入院はやめとくか，と言って，診療所から点滴を持ってきて自宅で輸液することになった．筆者はPPI（プロトン・ポンプ・インヒビター）の点滴を提案したが，「PPIは，あったかな…なかったな」と言って点滴の中にはH$_2$拮抗薬を入れ1本投与した．その翌日患者の様子を見に行ったが，幸いその後吐血はなく，血圧も回復しており，かくして入院せずに在宅で吐血によるプレショックの危機を見事乗り越えたのであった．

筆者がこの事例で学んだのは，「普通は入院」の「普通」は，筆者が当時置かれていた，都市部，入院可能な施設までせいぜい救急車で10分程度の環境での「普通」の対応であった．揖斐郡の患家からは，急性期治療の可能な病院までは車で30分程度，患者が入院になった時，妻が見舞いに行くのもままならない環境であった．

実は消化管出血は通常自然に止まり，出血が持続し迅速な管理と治療が必要になるのは20%以下という報告がある．したがってこの患者は，入院しなくても8割は回復した可能性がある．なぜ「普通は入院」という発想になったのだろうか．それは，入院していれば「状態が悪化しても入院してもらっていれば（初療対応医としての）責任を果たせる」という考えがベースにあったからに他ならない．

地域からの入院適応という視点で，もう1例教訓になった事例を紹介する．患者は筆者が診療所で所長をしていた地域のグループホームに入所している90前の女性で，アルツハイマー型認知症で性格は温厚，もともと身ぎれいな方だが，元気なときはすぐに立ち上がりフロア内を散歩（徘徊）している日常であった．ある日熱があって食事も摂らず元気がないと車いすで診療所を受診した．明らかに頻呼吸で呼びかけに対する反応も鈍く，胸部X線を撮ると予想通り片肺ほぼ全体を占める肺炎であった．血圧は80代，SpO$_2$ 84～86%と日本呼吸器学会のA-DROPに則れば5項目中5項目に該当し，ICUレベルの「普通は入院」状態であった．しかし筆者はこの方が入院すれば身体拘束されて酸素と静脈ルート，尿道カテーテルを留置されている姿が想像されたため，日頃この方を診ている施設の方，もともと同居していた長女さんを呼んで方針決定の相談をした．返事は予想した通り，「このままなるべく自然な形で対応したい」とのことであったので，外来でセフトリアキソン2gの静注とリンゲル液500mLを補液し，業者に無理を言って酸素濃縮器のレンタルを手配し，レボフロキサシン500mg×1回/日を処方し施設に戻っていただいた．翌日に様子をうかがうと酸素吸入は嫌がって外してしまったとのことで，食欲や活気は回復しており，そのまま入院せず治癒に至った．

後の検査結果で肺炎球菌性肺炎と判明した．ふと思ったのは診察したのが長年この方の診療に携わっている筆者ではなく，たまたま後期研修医であったり，当院に受診せず施設の方が入院可能な病院に連れて行ったりしていたら，この方に「施設で看ますか」という選択肢はまず提示されなかったであろう，ということである（そうなればおそらく施設の方や家

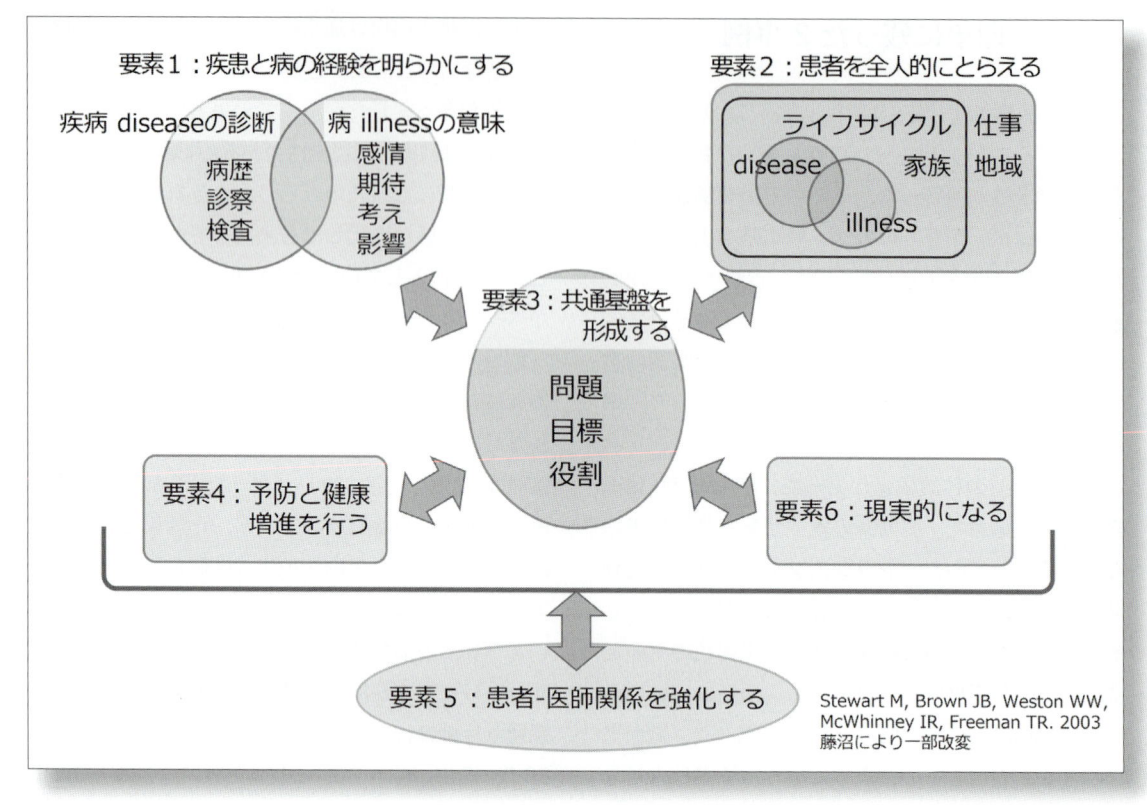

Box 1　患者中心の医療の方法

族も入院に同意しただろう）．いい悪いではなく，絶対的入院適応と判断される患者に対して，入院以外の選択肢を医療者側から提示するのは，「常識はずれ」と言っていい．

今までの「普通」「常識」を見なおしてみる

　地域で働く医療従事者が，入院適応を考える際には，大きく以下の要素があげられる．

■ 患者と患者を取り巻く環境

　考慮にあたっては，「患者中心の医療の方法」（Box1）が極めて有効である．まず患者の疾患（Disease）の重症度，合併症の有無などを評価し，入院適応の判断を行う．この際に Common Disease であれば重症度分類，死亡率などが明らかになっているので，そちらも参考になる（Box2,3）．同時に病い（Illnesses）（感情，期待，考え，影響）に焦点を当てる．本人が当該の疾患に重篤なイメージを抱いていれば，入院に傾きやすい（例えば，肺結核には重篤感を抱く人が多いが間質性肺炎の増悪はピンと来ない人が多いが，実際に医療者にとって怖いのは後者である）．期待として「入院すれば早く良くなる」と思っておられれば勧めやすいが，身内が軽い症状で入院して急変で亡くなった経験があったりすると，「入院したら最後」と抵抗されることもある．影響の部分では，自力でトイレに行けない，食事が摂れないなど影響が大きいほど入院に合意しやすい．

　患者のコンテクストの理解のところでは，入院施設との関係は後述する．家族や周囲の環境，文化などがここで重要になる．経験上は高齢者は子供や孫に，男性は女性に，入院を拒否しても説得され自分の意向を覆されることが多い．

50 歳以上	癌	CHF	脳血管疾患
腎疾患	肝疾患	意識障害	HR p ≧ 125
RR ≧ 30	SBP < 90	KT < 35, ≧ 40	

↓1つでもあれば（なければ Class1）

特性	ポイント
背景	
年齢：男性（50歳超えた）	年齢数
女性（　〃　）	年齢数 -10
ナーシングホーム居住者	+10
合併症	
悪性腫瘍	年齢数
肝疾患	年齢数 -10
うっ血性心不全	+10
脳血管障害	+30
腎疾患	+10
	+10
身体所見	
精神状態の変化	+20
呼吸数≧ 30 分	+30
収縮期血圧＜ 90	+20
体温＜ 35℃ または ≧ 40℃	+15
脈拍数 125 分	+10
検査値	
pH 7.35 未満	+30
BUN ≧ 10.7	+20
Na ＜ 130	+20
Glu ≧ 139	+10
Ht ＜ 30%	+10
PaO₂ ＜ 60 または SPaO₂ ＜ 90%	+10
胸水の存在	+10

Score assessment

危険度	点数	危険度	死亡率	治療
I	0	軽度	0.1%	外来
II	0.07	軽度	0.6%	外来
III	71.90	軽度	2.8%	入院（短期）
IV	91.130	中等度	8.2%	入院
V	130	重度	29.2%	入院

Box 2

■ 入院によるメリットとデメリット，入院治療と外来治療の効果の差

　入院はメリットだけではない．当院の総合内科スタッフで，入院のメリットとデメリットを KJ 法で上げていただいた（Box 3）．個々の患者に，あるいは病態に，このメリットとデメリットを天秤にかけて，入院治療の「おすすめ度合い」が異なると考えられる．患者によっては疾患が重症であってもデメリットが上回るケース，逆に軽症であってもメリットが上回るケースがあるのは前述の事例のとおりである．そもそもある重症度の疾患が入院で治療すれば何%の死亡率で，外来で治療すれば何%の死亡率なので，入院と外来の治療成績の差が何%である，という比較試験は存在しない．低酸素血症の患者に酸素投与をしたほうが予後が改善するかどうかの検討が今更できないのと同様，今後も医療倫理上実施できないであろう．したがってこの差の見積りは経験則によるしかないのだが，対応する医師の臨床経験が入院医療に比重があるほど，外来治療という選択肢が浮かびにくくなる．参考に当院の地域総合内科スタッフ（家庭医も含む）で，入院の原因となる急性疾患のうち，入院と外来治療で成績の差が大きそうな疾患とそれほどでもない疾患をプロットしてみた（Box 4）．

■ 地域で診る側の力量と，入院対象となる医療機関の性格（役割）

　入院すると治療の場は地域（診療所と周囲の介護サービスなど）から病院へ移るため，それぞれの力量と性格（役割）も入院適応の判断にあたっては重要になる．日常的に医師が急性期対応の経験も豊富で，すぐに対応できる環境，訪問看護などの体制が整っていれば在宅で診られる閾値は上がる．入院対象となる医療機関は，筆者の勤務する大阪北部など急性期病院が目白押しの環境では，対応できる診療科だけではなく，A 病院はすぐに退院してくるが高齢者の ADL が結構落ちてしまうことが多い，B 病院は胃ろうを勧める傾向，C 病院はじっくり全身評価をするが退院は遅い，D 病院は生活困窮者の対応に慣れている，などある程度「色分け」ができてくる．ただそういった特色は各病院がのれんを掲げているわけではないので，ある程度の関係性ができる中で認識が進んでくるものである．その特色も永劫に同じわけではなく，経営者や診療報酬の動向により一変することもあるので，常に情報交換を意識したい．

おわりに

　今まで述べたことをまとめて筆者なりに図示してみたのが（Box 5）である．患者中心の医療の方法の図が一部入り込んでいることはご容赦いただき，入院適応を検討するにあたっての参考になれば幸いである．

Box 3 入院のメリットとデメリット

メリット	デメリット
設備・人的体制 ➤ 病態の評価ができる ➤ 集中して患者教育ができる ➤ 短期間で検査をまとめてできる ➤ 行き届いた医療・介護が受けられる ➤ 薬剤（内服）の調整がしやすい ➤ 1日何回も注射が可能 ➤ 外来・在宅でできない専門的治療が可能 ➤ 多職種カンファレンスが行いやすい ➤ 24時間対応 ➤ 異常があった時すぐ医療者が対応できる ➤ 症状・バイタルの変化から処置までが早い ➤ 24時間継続した集中した治療・医療者のケアが可能 **主治医との関係** ➤ 外来主治医以外の意見を聞くことができる ➤ 医師（主治医）と仲良くなれる ➤ 病状説明時間を取れる ➤ その他環境 ➤ （自宅の環境によっては）入院したほうが環境が良い ➤ 若い女性（男性）職員と話せる ➤ 患者本人・家族の安心感アップ ➤ 食事が勝手に提供される ➤ 何時間でも眠れる（普段仕事していると） **病院側のメリット** ➤ 病院が儲かる **家族のメリット** ➤ 介護者が休める ➤ 家族のレスパイトになる ➤ 手のかかる患者なら、家族の負担軽減になる	**設備・人的体制のデメリット** ➤ 過剰な医療につながる ➤ あまり医療が必要ない場合もモニターや点滴がつけられ穏やかに死が迎えられない **患者本人―自由のなさ** ➤ 酒が飲めない、タバコが吸えない ➤ 自由にできない（トイレなど） ➤ 好きなものを食べられない ➤ 自分を知らない人にいろいろ話す必要がある ➤ 同室者との人間関係 **高齢者のリスク** ➤ 嚥下障害が進行する ➤ 認知症が悪化 ➤ ADLが低下することがある ➤ 環境変化によりせん妄、転倒など起きやすい ➤ 大腿骨頸部骨折を発症 **経済的負担** ➤ お金がかかる **その他環境** ➤ 普段診ている医療者のかかわりが薄くなる ➤ 社会から分断される **病院側のデメリット** ➤ 適応が微妙な患者がベッドを占領してしまうことがある **家族のデメリット** ➤ 家族から分断される ➤ 家族のかかわりが薄くなる ➤ 基本的に家族の付き添いができない ➤ 家族の負担（洗濯、差し入れ）の手間

差が絶対的に大きい	差がかなり大きい	差がそれなりにある
➢ 心肺停止後 ➢ 意識障害 ➢ ショック ➢ 急性冠症候群 ➢ 大腿骨骨折 ➢ イレウス	➢ 失神 ➢ 脳梗塞 ➢ 誤嚥性肺炎 ➢ 徐脈性不整脈 ➢ 喀血 ➢ 上部消化管出血 ➢ 慢性呼吸不全の急性増悪 ➢ 気管支喘息重積発作 ➢ 急性虫垂炎 ➢ 下部消化管出血 ➢ 急性薬物中毒	➢ 貧血 ➢ 脱水 ➢ 脊椎圧迫骨折 ➢ うっ血性心不全 ➢ 頻脈性不整脈 ➢ 肺炎 ➢ 胃がん ➢ 大腸がん ➢ 肺がん ➢ 急性肝障害 ➢ 腎不全 ➢ 急性腎盂腎炎 ➢ 糖尿病 ➢ 結核

Box4　入院と外来の治療効果の差の大きさ
※疾患名は当院の入院患者、医師臨床研修制度の「経験すべき疾患」から上位のものをピックアップし、当院総合内科スタッフが投票して決定

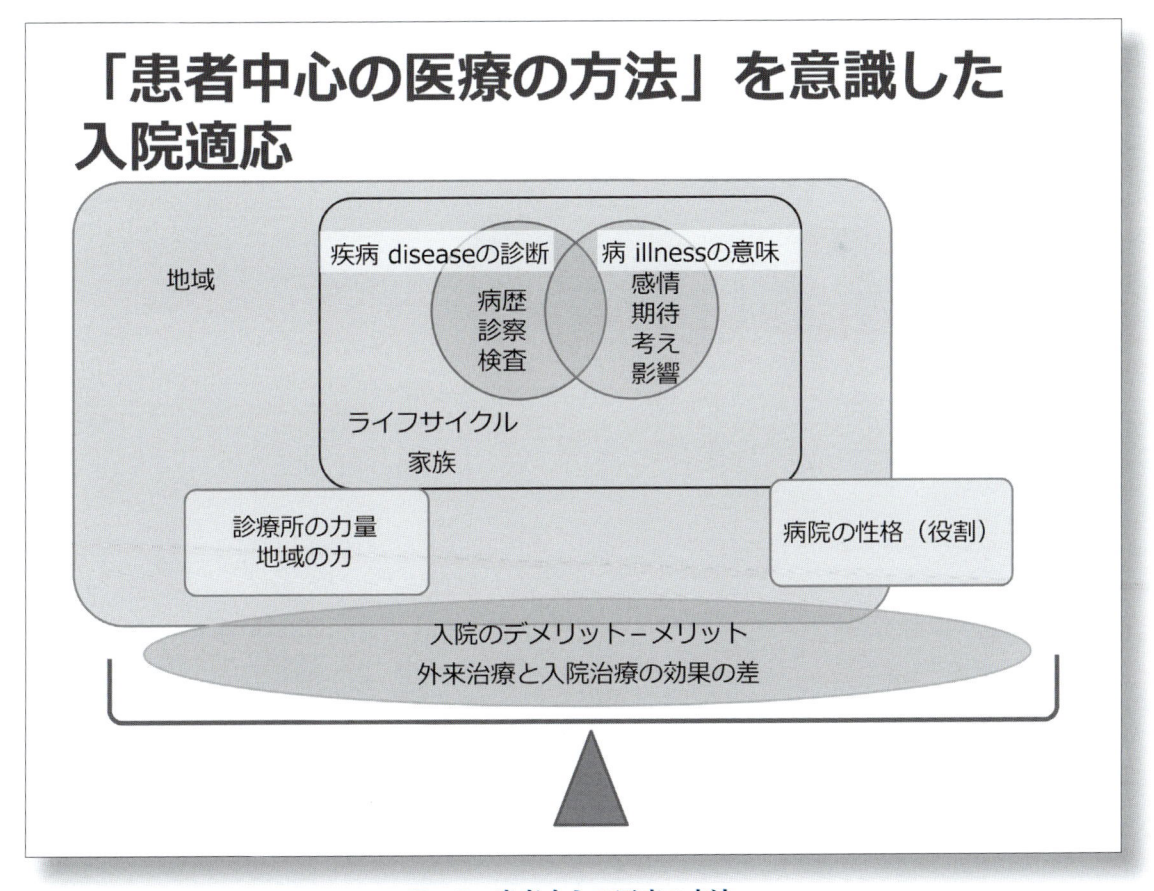

「患者中心の医療の方法」を意識した入院適応

地域

疾病 diseaseの診断 — 病歴 診察 検査
病 illnessの意味 — 感情 期待 考え 影響

ライフサイクル
家族

診療所の力量
地域の力

病院の性格（役割）

入院のデメリット−メリット
外来治療と入院治療の効果の差

Box5　患者中心の医療の方法

文献

1) 日本呼吸器学会呼吸器感染症に関するガイドライン作成委員会（編）：成人市中肺炎診療ガイドライン, 2007

2) Stewart M, Brown JB, Weston WW, McWhinney IR, Freeman TR：Patient-centered Medicine Transforming the Clinical Method. Radcliffe Medical Press , 2003

医療者のモチベーションと入院適応との関係

How can motivation of medical staff change admission criteria

松下 達彦　Tatsuhiko Matsushita

済生会滋賀県病院　総合内科〔〒520-3046 滋賀県栗東市大橋２丁目４－１〕
Saiseikai Shigaken Hospital
email : skghgim@gmail.com

Recommendation ……………………………………………………… 提言

- ある事象に対しての認知はその欲求をもとに生まれるという仮定から, Maslow, Alderfer らの提唱する欲求に, なおヒトが持っていると思われる Vocation（使命）を加え, それぞれに医療者としての具体的な意味を与え, その割合（モチベーションレシオ）を個人がある事象にたいする認知の特性と考えた.
- これを価値×期待値理論と複合してなおかつ情動を掛け合わせることで, その事象に対するモチベーションの強度を表そうと試みた.
- 入院適応でもっとも問題になるのは入院が必要なので受け入れできない, 適応でないのに必要である場合が多い. この問題の原因を医療者のモチベーションという切り口で心理的アプローチを通して分析を試みた.
- 筆者は, 医療者の高齢者に対するモチベーションが大きな鍵を握っていると思っている.

要旨
　常識的に入院適応は入院して治療すべき患者, 帰宅することのリスクが高い患者ということになる. ところが実際は, ベッド満床, 対応不可能など様々な問題のため入院が必要であるにも関わらず, 受け入れが出来ないというケースも目立つ.
　医師は聖職者のように思われがちだが, 実際はどうなのだろうか？たらい回しなどの問題は本当にやむにやまれず行われているのだろうか？一般的に考えて, 満床だから患者を断るということが許されている事実自体が医療のゆがんだ問題の本質が見える隠れするし, そこにすくなからず医療者のモチベーションが影響していると考えるのは私だけではないのではないだろうか？我々医師は, どのようなモチベーションで日常の業務をこなしているのだろうか？そしてどのような医師がどのようなことのモチベーションを感じるのだろうか？その分析をすることによって何らかの解決策は見いだせるのではないか？
　筆者は今回, 医療者以前, ヒトのモチベーションを心理学のアプローチを参考に, 医療者向けにモディファイすることで, 医療者が具体的にどのような動機付けで普段の仕事を行っているかを分析し, そのことで今後の個人の動機付けや卒後教育にいかに役立てることができるかを考察した.

Abstract
In Japan sometimes motivation of medical staff can influence admission criteria. Author tried to evaluate motivation of medical staff especially physician through psychological approach.
Author attempted to create method treat patients more smoothly, and proposed a new approach for postgraduate education.

Keywords : 入院適応, 医療者のモチベーション, 認知論的アプローチ, 期待値×価値理論と目標理論, 欲求論的アプローチ

Case 1

近くの施設に入所中83才の女性1週間前から痰が絡むとのことで，施設看護師が嘱託医に電話にて連絡したところ救急病院に搬送の指示を受けて来院．来院時バイタル安定発熱なし．

去痰剤にて帰宅させようとしたところ，施設では夜間吸引が出来ないので入院させてほしいとの要請．押し問答になった．

Case 2

90才男性300床クラスの病院に肺炎で4ヶ月間に4回入院．最後の入院は4日前でPIPCにて治療の後，サワシリン経口薬に変更の上帰宅となっていた．

本日再び発熱し呼吸状態も悪いのでかかりつけ病院に家族が連絡したところ「満床なので診れないから他を当たってほしい」との返答．仕方がなく当院を受診．かかりつけに連絡し，サマリー，検査，画像データをご家族に取りに行っていただき当院入院となった．

1 動機を構成する要素（Box 1）

動機を構成する要素は「認知」(cognition)，「情動」(emotion)，「欲求」(need) これら3つの要素が有機的に関連しながら動機付けに影響を与えている．

Atkinsonは動機付けを，欲求変数（達成欲求，失敗回避欲求），認知変数（成功失敗の主観的確率），情動変数（正負の誘因値）の積として位置づけている．

動機付けの心理的アプローチは，上記「認知」(cognition)，「情動」(emotion)，「欲求」(need) のそれぞれを主体とする3つのアプローチ法が提唱されている．

2 動機の認知論的アプローチ（Box 2）

我々医療者の動機付けの出発点としてまず認知，つまり事象に対しての「主観的な価値付け」について考察した．

Featherが1999年に提唱したように，価値とは日常的な体験を通して何が望ましいかということに対

Box 1 動機を構成する要素

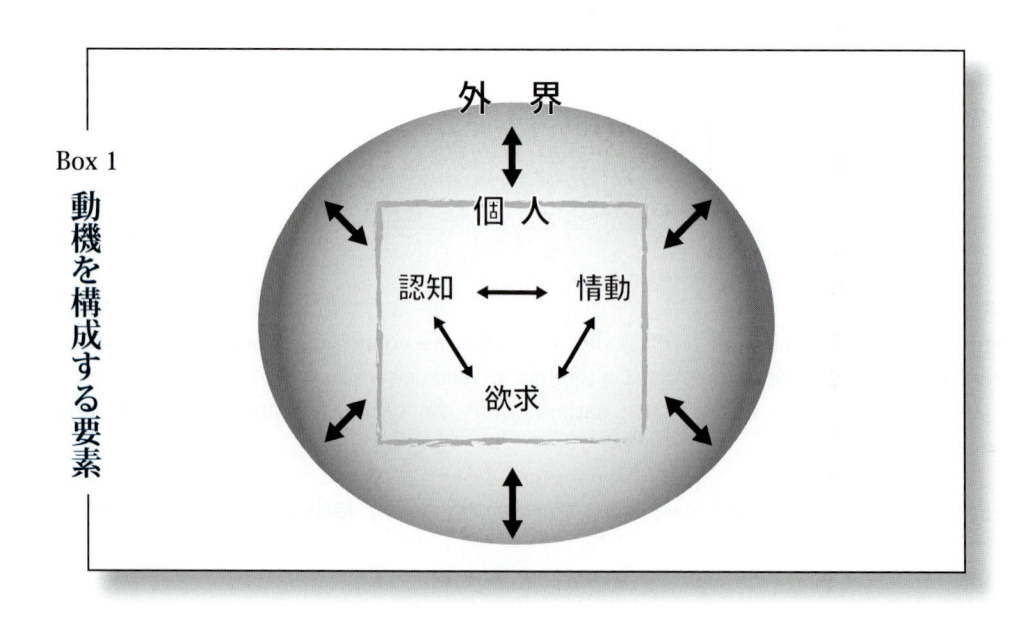

> ### 認知論的アプローチ
>
> ・期待価値理論　　達成動機付け理論　Atkinson
> 　　　　　　　　　学習無力感　Locus of Control
> 　　　　　　　　　達成動機に関する期待-価値モデル
> 　　　　　　　　　　　　　　　　　Wigfield & Eccies
>
> ・目標理論　　　　目的目標と標的目標
> 　　　　　　　　　Harackiewicz & Sanaone 2000
> 　　　　　　　　　Motivation System Theory Ford,M,E 1992
> 　　　　　　　　　目標階層構造　Carver & Sheier 1998

Box 2　動機の認知論的アプローチ

する安定的で一般的な「信念」の形成であり，この変数を価値（value）と呼んでいる．

つまり多くの仕事があるなかで，その内容に意味を見いだし，何らかの「価値」を見いだして我々は働いている．

たとえばそれは，「老年診療はむずかしい」，「虚血性心疾患は治療効果がてきめんでやりがいがある」，「人が喜ぶことをするのがよいことである」などの事象にたいする価値判断であり，それを規制しているのは自分自身に対する「信念」のことであり，信念は認知を通して「価値」をつくりだしている．

また，どの職業でも仕事量＝成功する見込み＝期待値は，大きくモチベーションを左右する．この部分を無視するわけにはいかない．モチベーションは，主観的な価値づけに期待値（成功する見込み）を掛け合わせたもので表現される．このようなアプローチを総称して「期待値×価値理論」と呼ばれている．

3　期待値×価値理論と目標理論

「期待値×価値理論」は，1）「達成価値」atteinment value」, 2）「内発的価値」intrinsic value ,3)「実用価値」utility value ,4)「コスト」に分けられるという[1]．

これらを医療者に当てはめるならば，1）治療して治癒したことに対する達成感，ある skill を身につけたという達成感，2）手技をすることは楽しい，3）自分の理想とする医師像に近づいた，4）仕事をすることで自分の人生がエンジョイ出来ていない，などと考えられる．

また認知的アプローチには目標理論というものもあり何らかの目標があると人は努力するという事実は医療者にも当てはまる，すなわち，期待理論が扱う「できる，できない」の基準が必要であり基準が決まるとそれが目標になるということである．これを「**標的目標**」target goal と呼び，目標の質すなわち「なぜしたいのか，何がしたいのか」という点に注目した目標理論を「**目的目標**」purpose goal と呼んでいる．

4．欲求論的アプローチ

また，認知は「信念」によって価値を生み出すが欲求はもっと深く自己の内部に埋め込まれた「？したい」という欲求を分析する方法論である．

1955 年 Maslow によって提唱された「欲求階層説」や 1969 年 Alderfer によって提唱された ERG 理論が有名である．

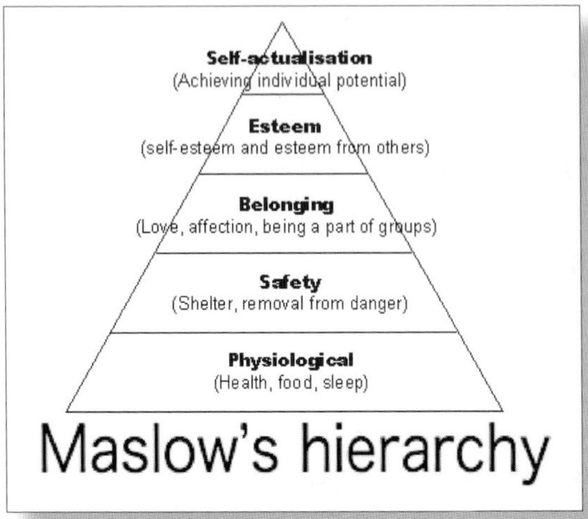

Box 3

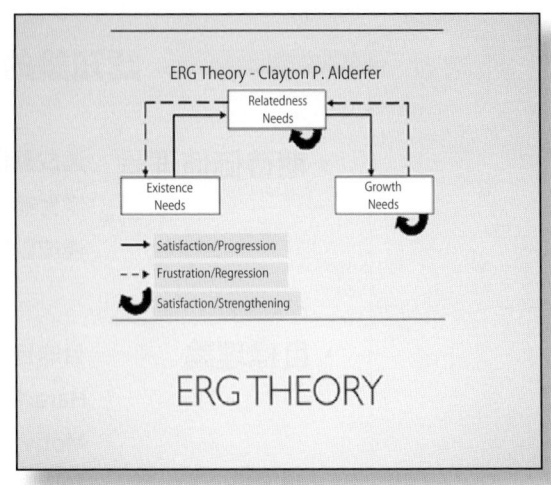

Box 4

5. 複眼的考察を医療に当てはめる

動機付けというものは複眼的な理解によりはじめて成り立つもので，応用がきき，各事象，各個人別に考察できるようなフレームの作成を試みた．

すなわち，ある事象に対しての認知はその欲求をもとに生まれるという仮定から Maslow → Alderfer らの提唱する欲求になおヒトが持っていると思われる Vocation（使命）を加え，それぞれに医療者としての具体的な意味を与え，その割合（モチベーションレシオ）を個人がある事象にたいする認知の特性と考えた．

1) Vocation → For Community : 医師が使命により突き動かされる部分は存在する．それは経験年数によっても，その医師の人生経験によっても，職場環境も影響すると思われるが，基本的には個人の特性と考える．
2) Growth → for Skill : 人間は成長したいという欲求がもともと備わっており，医師は特にこの部分が強いように思われる．このことが，患者を診る際にプラスに働いたりマイナスに働いたりする．
3) Relatedness → for colleague : これはたとえば教育もここに属するかもしれない．精神症状の強い患者を入院させるとき，看護師とうまくやるために悪くもないのに謝ったり，必要以上にセデーションを入れるということもこの分類に入る．
4) 4existence → for life : 生存欲求は激務の中でいかに医師としてだけでなく人としての人生を

欲するかということに基づいた価値設定を当てはめた．

例えば，12 時に入院患者が発熱した場合と 18 時に発熱した場合その患者に対するモチベーションがちがうことの中に，18 時は自宅に帰って子供に会うはずだったとう事が含まれている可能性がありこのとき existence に対する欲求が事象に対する価値の合計を下げていると思われる．

これを価値×期待値理論と複合してなおかつ情動を掛け合わせることで，（少々乱暴ではあるが患者のためになにかしてあげたいという気持ちを情動の代表とした）その事象に対するモチベーションの強度を表そうと試みた．あくまで仮想の域を超えないかもしれないが，その時の事象その場の医療者の受け止め方を 5 つの欲求→価値形成を考察し，それに期待値（その事象の難易度）と共感度（患者に対する情動）を掛け合わせることでその事象に対するモチベーションの本質，引いてはモチベーションがわく原因わかない原因そして対策も見つけられるかもしれない．

※モチベーションレシオ（文献 2 参照）

6. 実例に対する個々の医師の認知→欲求の調査

ある特定の事象に対して実際的な欲求の割合がどのように形成されるか個々に医師によってどう違うのもしくは共通点があるのか？アンケートを採り，

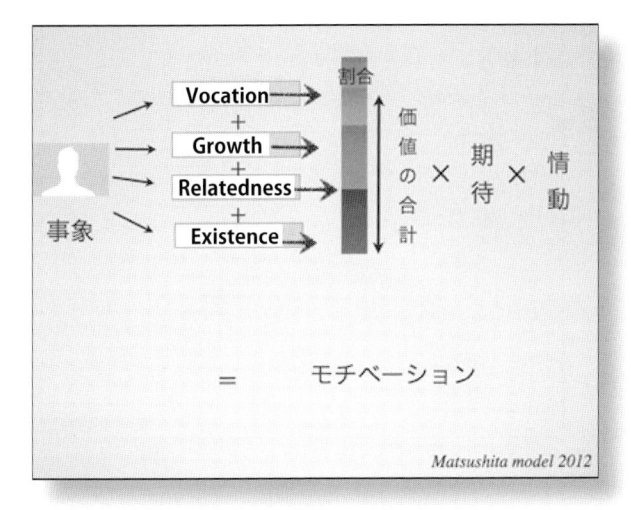

Box 5

Box 6　欲求 NEED

行動を活性化し方向づける動機付けの内的な原因（Peri,1996）

- Maslow hierarchy of needs　(1995)
- ERG theory　(Aldenfer 1969)
- 自己決定理論（Deci &Ryan,2002）

その分析を試みた（Box 7）．アンケートの内容は以下の様な用紙にて行なった．事例として95才寝たきり老人の誤嚥性肺炎についてどのような点をネガティブと感じるか．

A)　また同じ事を繰り返す
B)　おおくのプロブレムが混在し複雑
C)　突然死などリスクが高い
D)　もっとバリエーションに富んだ症例を見たい
E)　退院調整が難しいことが多い．
F)　発表できる症例ではない．

できる限り質問は被験者の直接的な欲求が得られるように質問を設定しA)－E)の順番を変えると言う方法でモチベーションレシオを計ろうと試みた．

Box 7

結果）合計23名
　　　1年目ドクターが8名
　　　2年目6名
　　　3年目以上が9名

これによりAを一番とした人は12名　で52%
1年次が4/8で50%　2年次　3名で50%
3年以上は4名と44%であった．
次に1番が多かったのがCでリスクが高い．
全体で5名．そのうち3名が3年次以上で33%．

1，2年次は14.2%であった．
B複雑であり難易度が高いが1位だった人は2年次のみに2名存在した．
6番目にはF発表出来ないとした人が16名と69.5%をしめた．次の多かったのがDで4名Bが1名であった．
　D,Fを1～3位に位置づけた医師はいなかった．またE退院調整が難しいは2位から4位までに

Box 8

	1	2	3	4	5	6
1年次	A	E	C	D	B	F
	A	E	C	D	B	F
	A	E	C	D	B	F
	A	B	E	C	F	D
	C	A	B	E	F	D
	A	E	C	B	D	F
	D	E	F			
2年次	C	B	A	E	D	F
	A	C	E	F	B	D
	A	C	B	D	E	F
	B	A	C	D	E	D
	A	E	C	B	D	F
	B	C	E	A	D	F
	E	A	C	B	D	F
3年次以上	C	A	E	B	D	F
	A	E	B	C	D	F
	A	E	C	B	D	F
	C	E	A	D	F	B
	E	D	A	C	B	F
	E	A	C	B	D	F
	C	E	B	A	D	F
	A	F	C	B	D	E
	A	C	E	B	D	F

Box 9 そのときの事象

For Community → 1 2 ③ 4 5
For Patient → 1 2 ③ 4 5
For Skill → 1 2 ③ 4 5
For Colleague → 1 2 ③ 4 5
For Life → 1 2 ③ 4 5

※個人の意見です

95.6％が存在し，なおかつばらつきがつよかった．（2位10名3位5名4位3名5位1名6位1名）

Cは79.1％が1～3位に存在していた（Box 8）．

若い医師が中心のアンケートであり，本当の気持ちを表しているかは疑問であり総合医が多いというバイアスもあるが超高齢の寝たきりの誤嚥性肺炎へのモチベーションがわかない理由としては，Aがもっとも多くまたB,Cなどは上位に存在する傾向が強かった．

またEはつねに中間当たりに位置していた．D,Fは基本的には下位に存在する傾向であった．

つまりモチベーションレシオにあてはめるならば

A → for community for patient
B,C,E → 期待値が低い
D → for Skill
F → for colleague

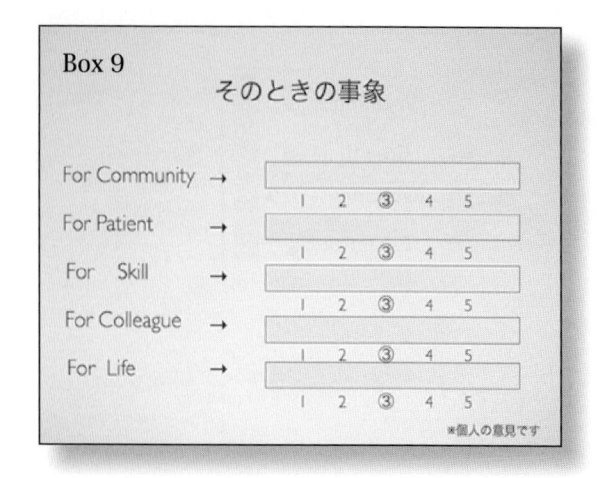

となり，この患者に対するモチベーションは使命感がプラスに働き，そして患者に対する情動がむしろマイナスに働くということが予想された．

また，期待値が低いことに関しては中庸を示し，自己スキルアップになりにくいことがモチベーションの妨げとはなっていないということが予想させる結果となった．また学年別による違いまで同定できるほどの結果は得られなかった．

7. 症例の考察

症例1）

この施設および嘱託医のVocationと患者に対する情動は非常に低いと考えざるを得ない．しかしこのような状況の原因を個人の志のみに負わせるは無理があり，また建設的でない．

そもそもの施設のあり方，嘱託医のあり方の原因はどこからくるのか考察する必要がある．
急性期病院としてはこの施設との話合いをもち，施設のビジョン，職場環境，職員の患者に対する期待値の考え方，（どのようか患者がもっとも困るのか？）などを調査し，すりあわせていく必要があると思われる

症例2）

実は平成26年の2月3日の夜間当直帯，当院の周囲にある3病院のかかりつけの患者がすべて満床を理由に受け入れができないという状態であった．（満

床の真偽は不明）

1）の患者に関しては，何度治療しても軽快せず，挙げ句の果てに治癒前に帰宅させている患者が再び発熱，というところで期待値がかなり低いものになっていると考えられる．

Vocation に関しては，その日の当直医師のものなので推定するしかなく，なおかつ病棟からの圧力なども絡んでいる可能性があり一元的には言えないが，医師としても使命としてはあまり高くないと考えざるを得ない．例えばバイトで来ている医師などはこのモチベーションは相対的に高くない可能性がある．

For myself skill up に関しては，すでにいろいろ精査をしても結果が出ていない患者を中途で帰宅させている以上，自分のためになるとは考えていないと思われる．

For colleague に関しては，冬になり，非常に病院が忙しく，医師以外の医療従事者も出来るだけ患者が少ない方がよいと考えている可能性が高い．病棟の看護師に対しても，うまくやっていくために病棟がいっぱいと言っているもののかかりつけの患者だから断れないということはできないのかもしれない．

この Case に関しては憶測の域を超えないが，その内容を突き止めることで地域医療引いては日本の医療問題の本質が見えてくるかもしれない．

結論

入院適応でもっとも問題になるのは入院が必要なので受け入れできない，適応でないのに必要である場合が多い．この問題の原因を医療者のモチベーションという切り口で心理的アプローチを通して分析を試みた．

これら分析は，モチベーションの質を明らかにすることで，その原因を究明しようとする試みである．すなわち卒後教育のために医師の患者に対する認識がゆがめられそのために医療そのものに悪影響をおよぼしてはいないか？（面白い症例，プシコなどという言葉はよく医療現場で聞かれる）

医療の需要と供給のアンバランスが（欧米医療をとりいれつつも患者：医師比は 1/3 である）どのように医療者の期待値に影響しているのか？

満床や処置中などで救急を断ることが横行する原因のなかに医療報酬の問題点が隠れていないかなど．

本格的に高齢者社会を迎え日本の医療は十分な準備ができているのだろうか？目に見えるところで，対策が進んでいるかのように見えるが，私は個人的に，医療者の高齢者に対するモチベーションが大きな鍵を握っていると思っている．まだまだ不完全なものであり，問題の本質をあぶり出すものではないのかもしれないが．この目に見えないものをとらえ，その対策を考えるための布石を投じたつもりである．

文献

1) Eccles (Parsons),et al (1983):Expectancies, values, and academic behaviors, in J.T. Spence (ed.), Achievement and Achievement Motives, San Francisco, CA: Freeman, pp. 75 〜 146
2) 上淵　寿編著：動機付づけ研究の最前線, 金子書房, 2012

地方都市における医師不足・医師偏在から入院適応を考える
Admission criteria in regional area facing shortage and uneven distribution of physicians

川島 篤志　Atsushi Kawashima

市立福知山市民病院　研究研修センター・総合内科〔〒620-8505　京都府福知山市厚中町231〕
Fukuchiyama City Hospital, General Internal Medicine
email : kawashima-a@fukuchiyama-hosp.jp

Recommendation　　　　　　　　　　　　　　　　　　　　　　　　　　　　　　　提　言

医師不足・偏在がある地域の医療機関で入院適応に関するポイントは3点ある．

➤ 中規模病院ではジェネラリスト的な医師集団の存在，小規模病院では医師全体のジェネラリスト意識が鍵を握る．
➤ ジェネラリストが躍動するためには，院内での風土や統制が取れていることが重要である．
➤ 入院担当を決定する過程での問題を現場任せにせず，一医療機関としての問題点として認識して，現場での問題解決に尽力することが，医師の疲弊を改善する可能性がある．

要旨

　地方都市では医師不足・偏在が必ず存在する．中規模病院と小規模病院では状況が異なるが，様々な視点からみえる『数少ない専門医』をサポートするキーワードは『ジェネラリズム』と確信する．ジェネラリズムが躍動するためには，各医療機関での風土・統制が必要である．診療科の偏りを単一施設内で考えずに地域として俯瞰的に認識することや，『臓器別専門医』に対する分析も重要である．本稿では医師不足・偏在地域における内科医4分類（常勤複数・常勤少数・外来非常勤のみ・不在）も紹介する．
　入院診療への従事は，勤務医の疲弊に関連する事項でもある．興味のある疾患群以外の診療が不平・不満につながることは容易に想像がつく．医師不足・偏在があっても，疾患分布は異ならないのは紛れもない事実である．臓器別専門医不在の疾患，臓器別疾患に該当しない疾患や，救急診療からの入院の担当決定に，施設内ルールを定めることも重要である．

Abstract

In Japan, regional areas face shortage and uneven distribution of physician. When discussing admission criteria, we have to take into consideration the size and function of each hospital, in terms of number and variation of physicians.

It is obvious that there is also the shortage and uneven distribution of "specialists" although common disease is prevalent in each organ-specific disease in regional area. In my opinion, internal medicine in regional area could be divided into four groups; a group consisting of relatively substantial number of physicians, with one or a few members, with only part-time physicians for outpatient department, and without any specialist in that hospital. In such a difficult setting, physicians must engage in treatment of patients with unfamiliar problems.

　Inpatient-care is one tough task for physicians. It also lead to physicians' exhaustion, especially when they have to take care of "less motivated" patients.

　"Generalists" and physicians with "generalism" may play a great role to resolve this problem. However, it is important for which setting they will work in their institution.

Who decides main physician for "difficult" cases? It depends on each institution. However, this issue might be one of the largest problems for each physician as well as for each hospital. Although solution for this varies depending on the size of hospitals, I hope sufficient number of effective generalists in regional area will improve this difficult situation.

Keywords : 医師不足・偏在，数少ない臓器別専門医，ジェネラリズム，内科医4分類，入院担当決定

はじめに

地方都市における医師不足・医師偏在を議論する際に，整理しておきたいことがある．

日本のマス・メディアが"地域医療"に言及する際は，医療過疎地域での診療所に焦点を合わせることが多い（看護師とともに往診に向かう風景など）．一方，"地域医療崩壊"に言及する際は，基幹病院を含めた救急医療体制の破綻や入院対応の問題（いわゆる"たらい回し"や物置化した病室など）が取り上げられ，2つの"地域医療"には乖離がある．実際，大学や大都市で研修を行う医学生との会話から伺える"地域医療"の認識も同等のように感じている．

本稿では「入院適応」を考えるという題名であり，地方都市において，外来や救急からの急性疾患の入院を受ける＝急性期病院の立場を軸として議論を進めていく．なお入院する施設の規模により，その医療機関の医師不足・医師偏在のあり方もかわるため，以下の4パターンを設定し，本稿の想定施設は急性期地域最終病院と仮定する前2者とする（Box 1）．

実際の事例，あるいは類似の仮想事例の紹介

さて，次の患者さんが，A or B医療機関の救急外来や一般外来に来られて，病状的に入院適応になったとする．その際の入院担当は誰が担うのが適当であろうか？

簡略化した症例提示とその方に関わる医師の一覧を提示する（最初の5例はA医療機関，最後の1例はB医療機関を想定）（Box 2）．決してまれな状況ではないと思われるが，それぞれの施設で担当医師を想像してみて欲しい．

Box 1

A：各臓器別専門医も"ある程度"存在している地域最終中規模病院

- "相対的に医師不足"：特定診療科は関連大学からの医師派遣で，複数人，もしくは1人在籍する科と，常勤は欠員で非常勤医師（＝外来対応のみ）の科がある（後述の4分類）．
- 救急診療対応：緊急対応が必要な手技・手術が"できる"医療機関

B：各臓器別専門医が"少数"しか存在していない地域最終小規模病院

- "医師の絶対数不足"：内科系医師はそれぞれ専門性があるかもしれないが，いわゆる"内科医"としての診療が期待される．
- 救急診療対応：緊急対応が必要な手技・手術は，高次医療機関に転送する場合がある

Y：近隣に高次医療機関があるが，急性期も対応する小規模病院

- 一般的に医師-患者関係が成り立っていて，双方の了解のもとに医療が継続・完結されていると認識する（高次医療機関へ受診希望の方はもともとこの医療機関に来ない，もしくは転院希望が少ない）．つまり，当事者間では，"医師不足・医師偏在"が起こっていないので，議論から省く．

Z：地域にあるが，診療範囲を制限できる病院（○○疾患専門・救急なし）

- 患者にとっての"医師不足・医師偏在"は起こっていないので，議論から省く

Box 2

	危険因子	ポイント
あ：80歳男性	虚血性心疾患と胃潰瘍	尿路感染症
Aの循環器内科医と消化器内科医が主治医：診断した担当医師（救急当番）は血液内科医		
い：75歳女性	変形性膝感染症	食欲不振 ⇒ Cre 3.0 + K 6.0
Aの整形外科医が主治医：NSAIDsを処方：Aの"内科医"の関与はなし		
う：82歳男性	間質性肺炎	感染契機の急性増悪
Aの呼吸器内科 非常勤医師が主治医：Aの常勤医は関与なし		
え：85歳女性	脳出血：ADL全介助 嚥下機能低下 齲歯多数	誤嚥性肺炎
Aの脳外科医から転院：施設にて嘱託医が"主治医"：Aでは内科医の関与はなし		
お：80歳女性	うつ病・認知症	自殺目的：眠剤大量内服
他施設にて精神科医（診療所）が主治医：Aは初診		

発生した問題点や困難

それぞれの症例でのKeywordと問題点を解析する．

あ：『当該科の疾患ではありません』

尿路感染症は大変Commonな疾患ではあるが，案外○○科が担当するとは決まっていない．施設によっては，泌尿器科・腎臓内科かもしれないが，"診断した医師"が担当になることもある．その患者さんに関連する医師に相談しても，『当該科の疾患ではありません』となることがある．同じように蜂窩織炎や誤嚥性肺炎（必ずしも呼吸器内科ではない）や後述の**お**でも同様である．

診断名が確定しがたいときにも，この発言で，入院対応を拒否する医療者は少なくないと思われる．

い：『高齢者診療で"内科医"不在』『診れていない疾患』『薬剤の処方医』『1人医長（部長）』

高齢者を診療するにあたって重要なことが，腎機能（＋電解質異常）と薬の副作用である．採血をしないとわからない情報を意識していない医療者と，投薬した医師が責任を持つべき副作用についての認識が足らず，内科入院となることがある．その際の担当医決定も難渋する．副作用の中には腎機能による調整が必要なものは多い．

高齢者が受診する可能性が高い科において，内科疾患を管理している医師が不在であれば，大きな問題が表在化しないことがある．整形外科医が主治医を想定したが，「整形外科」という部分を「泌尿器科」や「脳外科」に置換してもほぼ同じことが言える．あえて"内科医"不在と記載したのは，内科系臓器別専門医が担当しているときにも，残念ながら類似のことが起こり得る．高齢者の外来診療では，①自分自身がジェネラリズムをもって診療するか，②自分以外のジェネラリズムを持った医師をもつことを奨めるか，を留意したい．

医師が関わっていても，「腎機能」を意識していないために，診れていないことも高齢者では遭遇する．「腎機能」という部分を，「COPD」や「認知症」，「社会背景」に置換してもほぼ同じことが言える．

また，腎臓内科医は一般的に不足・偏在しており，腎臓に関する疾患を全て腎臓内科医に担当してもらうと破綻する事が眼に見えている．専門科を独りで

担っている，いわゆる『独り医長（部長）』が疲弊している光景や，派遣に拒否的な言動を見聞きしたことはないだろうか？おおよそ二次医療圏という視点で不足している診療科は把握できいるだろうか？地方都市では，「腎臓」という部分を「呼吸器」や「神経」に置換してもほぼ同じことが言える（後述のB/Cグループ）．

う：『非常勤医師担当の入院』

非常勤医師である主治医と患者本人のみの外来受診が日常である方の緊急入院では，自然経過での悪化が"家人"に受け入れられないことがある．外来担当医と入院担当医が異なることや，入院担当医の専門領域と異なるため，入院でのマネジメント・説明に難渋する可能性がある．

え：『悪くなったら急性期病院へ：施設入所者と嘱託医』『虚弱高齢者』

内科診療的にはギリギリの状態である方が，何らかの疾病で救急搬送されてくることがある．特定臓器が悪いというより，全体的に悪く可逆性に乏しい，いわゆる"虚弱高齢者"であることも多い1)．ただ，本人＋家人を含めた大方針（Advance Care Planning）が決められているわけでもなく，「悪くなったら急性期病院へ」ということが後を絶たない．急性期病院を受診するかしないかという判断だけでなく，受診した後，どのような医療を期待するか，も事前に検討することが重要になってくる．本来，日常から医療問題を管理しているはずのかかりつけ医や施設の嘱託医が，どのようなスタンスでいるか，の問題と思われる．しかし，この問題を議論する土壌が醸成されていない地域が多いと思われる．

お：『モチベーションが上がらない疾患群』

表現しがたいが，内科医としてのモチベーションがあがりにくい疾患群も少なくない．いわゆる急性中毒，心肺蘇生後や低血糖脳症など，ADL/IADL低下，老衰・虚弱高齢者，社会的背景に問題を多く抱える症例（高齢独居・老々介護・認々介護・金銭的問題を含めた福祉対応）などがここにあてはまる．精神科救急の対応不在も問題のひとつである．

か：『稀少疾患への対応』

どの地域にも，「稀少疾患」は存在する．・・・存在する．それを診断できる医師は，その後の転帰にも関わることになる．対応しやすい疾患もあれば，対応に苦慮する疾患もある．"内科医"としての矜持の1つと思いたいが，「当該科の疾患ではない」と言える立場の医師や診断できない/しない医師には認識しがたい問題かもしれない．

対応策と顛末および事例についての考察

純粋医学的に入院が必要かどうかの判定はそれほど難しくはない．また病院総合医の仕事に入院患者さんを診ること，は当たり前のことではある．問題は入院担当をどのように決定するか，である．入院診療への従事は，勤務医の疲弊に関連する事項でもある．興味のある疾患群以外の診療が不平・不満につながることは容易に想像がつく．ただ，医師不足・偏在があっても，疾患分布は異ならないのは紛れもない事実である2)．

上述の症例に対して，誰が入院担当医を担うかで，対応策や顛末が変わる可能性がある．これらの予想担当医はどうであっただろうか？読者の数だけ，担当医のバラエティがあると言えないだろうか？

入院担当医の決定方法は施設により大きく変わると認識している．圧倒的なTop Down（担当決定係）で施設内ガバナンスが効いている医療機関もあれば，その症例を担当した医師（外来担当医や救急担当医 or 救急医）と"当該科"と思われる科との折衝で決定される医療機関もあると思われる．

臓器別疾患に該当しない疾患（あ・い・え・お）や，臓器別専門医不在の疾患（う），救急診療からの入院の担当決定（あ）に，施設内ルールを定めることも重要である3)．現場では大きな問題となってるこ

Box 3

Aグループ：緊急対応が必要な，比較的頻度が高い疾患を扱う診療科：チームが組める人数在籍

Bグループ：それほど頻度が高くないが，専門的な判断が必要な疾患を扱う診療科：1～少人数在籍

Cグループ：外来のみ行う診療科：常勤医が不在で，非常勤医師のみ在籍

Dグループ：院内に存在しない診療科（一般的に認識が低いor頻度が少ないもの，診断困難な稀な疾患や小児科からの引継疾患を含む）：不在

とが多いと思われるが，この現場の問題を，施設の問題と認識できるか，が重要であると筆者は考えている．

私見であるが，地方都市に代表される医師不足と医師偏在がある医療機関の"内科"を見たときに，筆者は4グループにわけられると考えている（Box 3）．

大学や都市部の医療機関で研修を行う医学生や研修医を含めた医師には上記のグループ分けがピンとこない．

つまり，大規模病院であれば，A/Bグループは程度の差はあれ運営されており，Cグループの存在は皆無，Dグループの疾患は少数で，場合によっては存在も意識されていないかもしれない．

A～Dグループにどのような診療科があてはまるかは，まさに施設単位で変わってくる．

【当院例：
　急性期 約250床の地域最終病院】
　A：循環器・消化器
　B：血液・腎臓・腫瘍内科
　C：呼吸器・神経内科
　D：その他

大病院に勤務しているとCグループの存在は理解しがたいが，地方都市部の医療機関には多く存在する．Cグループの疾患は決して稀ではなく，外来診療だけで完結せず，入院診療が必要になることも少なくない．偶然，入院診療を担当した医師が個別にコンサルトすることと，ある特定のチームが主担当となり，日常的に連携をとることでは，どちらが質の高い医療を提供できるであろうか？チームとして関わることにより，知識・経験の共有が容易となるだけでなく，不安定な方を事前に紹介いただくことによって入院前からの関わりも容易となる．

Dグループに関しては，実は大病院・都会部の病院でも遭遇する可能性がある．その疾患の存在に気づくか，その疾患に対して責任を負うか，その頻度をどう捉えるか，の違いであると思われる．

中規模病院ではどうであろうか？常勤医は"相対的に医師不足"である．A・Bグループとも疲弊しているなかで，もしA・Bグループの医師にジェネラリズムがあれば，A/BグループのサポートやC/Dグループ疾患のカバーが可能かもしれない．が，ジェネラリズムの欠如，もしくは余裕がない場合には，「当該科ではありません」という発言が出てくる可能性がある．となると，誰かに皺寄せがいく，が，それが誰かは施設内のバランスによる．

中規模病院では，一般的に医局派遣や組織内ローテーションなどで，短期間で交代する医師が赴任していることが少なくない．その医師に，ジェネラリズムを意識した診療を依頼することは可能であろうか？依頼して対応してもらえるだろうか？

このA/Bグループをサポートおよび C/Dグループを担うことできるのが総合内科医（チーム）であり，ローテート研修を行う初期研修医や後期研修医（当院では専攻医）などの若い力である．筆者は『総合内科医（病院総合医）は，地域基幹病院に欠けていたピースである』と認識しているが，その理由の1つが，上記である[4]．

上述のあ～おの症例が，B医療機関（地域最終小規模病院）に入院した場合はどうであろうか？

小規模病院であれば，A/Bチームとは言っておられず，みんなでA/B±C/Dチーム疾患を共有している健全な運営が可能かもしれない．一般的に，小規模病院でガバナンスが効いていれば，つまり，院長を含めた多くの医師にジェネラリズムがあり，勤務医師にジェネラリズムが浸透していれば，お互いの協力体制のもと，内科系医師がジェネラリズムを発揮し，"内科医"として担当を分担することが可能である．小規模病院では，その病院の文化や上層部医師に惹かれて勤務医が少数ながら定着する可能性はある．但し，小規模病院でもガバナンスが効いていない場合はどうであろうか？『自分自身は臓器別専門医（A/Bグループ）であり，自分の関連する疾患以外は診ない』という医師がいれば，必然的に誰かに皺寄せがいく．ある地方都市の話で，院長クラスのベテラン医師が，ある科の医師に受持ちを依頼したところ，派遣元の大学教授から「うちの医局員に当該科疾患以外の症例を担当させるなら引上げする」というニュアンスの会話があったという．小規模病院での勤務医がどのように集まり，どのようなガバナンスが引かれるかの問題である．

なお，B医療機関の担当医師の葛藤の1つに，"標準的な医療"との乖離感や"経験"不足感がありえると認識している．緊急かつ高度な医療行為や頻度の少ない疾患を含めた専門領域の診療を行うことは大きなストレスになり得る．こういった問題は地域の医療資源を評価したうえで，医療者側と患者さん側で協同して対応を考えることになると思われる．

家庭医・病院総合医に必要な入院適応の判定についての考察

繰り返しになるが，入院適応を考えることは難しくない．限られたマンパワーの中で，入院担当をどのように決定するか，が問題である．

地域最終病院において，家庭医・病院総合医と呼ばれる医師（集団）が，どのような立ち位置で診療に従事しているかが，大きな問題である．つまり，

① 入院適応を判断する外来診療や救急診療の診療割合
② 入院診療に対する診療割合・他科とのバランス
③ ①②の診療とマンパワー（＋臨床能力）のバランスを，病院幹部を含めて施設としてどのように認識しているか

で，変わってくる．特に中規模病院では歴史的に臓器別専門医のみで運営してきた経緯も多く，立ち位置が難しい．また仕事量的に1～2名では対応もできないことを，総合内科医（病院総合医）を熱望する中規模病院の上層部は理解すべき事項である[4]．

筆者の私見であるが，家庭医療研修を終えた中堅医師が一時的にでも地域最終急性期病院で勤務することは，お互いにとって有用であると考えている．救急診療を含めた急性期マネジメント（つまり上記の①②）をDecision Makingできる臨床能力をもった時期に経験しておくことは，慢性期を含めた家庭医療の従事には役に立つ．また急性期病院に「診療所医師の気持ち」がわかる医師が存在すると，地域完結型を意識した医療，退院支援にも好影響を与える可能性がある[5]．病院完結型医療のなかで研修・臨床を行ってきている医師・看護師などへの啓発も重要な課題でもある．地域最終病院内での各診療科医師や，地域内での診療所医師が，超高齢化社会における医療のあり方や医療資源の欠如という現状を共有することができれば，こういった入院適応の転帰もスムーズになる可能性がある．

病院規模により役割が異なる可能性があるが，充分数の総合内科医（病院総合医）による，地方都市での入院診療への貢献というモデルケースが，各地

でみられる未来を期待したい．

引用文献

1) 大蔵 暢：「老年症候群」の診察室 超高齢社会を生きる，朝日選書，朝日新聞社，2013（「老年症候群」「虚弱高齢者」について記載された書籍．医療従事者だけでなく，一般の方にもひろく読んで欲しい．こういった医療情報の共有は今後の地域医療には必須である．）

2) 木村 弘, 他：わが国における呼吸器内科医師の実態に関する調査報告．日呼吸会誌．2006；44：312-318（循環器内科・消化器内科・呼吸器内科という内科領域で，症例数と学会員数・専門医数の対比を行うことで，呼吸器内科医不足を捉えている．また地域偏在・施設規模偏在についても記載がある．）

3) 野口 善令：特集 病院総合医セミナー「病院総合医として期待される医師像」第2部シンポジウム：日本型ホスピタリストモデルの構築に向けて，大病院モデル．日本プライマリ・ケア連合学会誌 2012; 35:143-144（引用した部分は主治医あてについての部分ではあるが，病院総合医セミナーにおいて，大病院における総合内科のあり方に言及されている論文．）

4) 川島 篤志：特集 病院総合医セミナー「病院総合医として期待される医師像」第2部シンポジウム：日本型ホスピタリストモデルの構築に向けて，中小病院モデル．日本プライマリ・ケア連合学会誌 2012；35:140-142（拙著であるが，3)と同じセミナーにおいて，地方都市における総合内科の1つのモデルを提唱している自負がある．）

5) 川城 麻里：家庭医が病院総合医として勤務する際のメリット．特集 病院総合医 免許皆伝．JIM 2011；21：656-657（急性期病院の勤務医の多くが診療所経験はなく，診療所医師の気持ちがわかる医師＝家庭医療経験がある医師の存在が，急性期病院におけるGeneralism浸透の鍵の1つになり得ると考える．）

大学病院の立場から入院適応を考える

Hospital admission criteria from the perspective of academic medical centers

柳　秀高　Hidetaka Yanagi

東海大学総合内科〔〒 259-1143 神奈川県伊勢原市下糟屋 143〕
Tokai University School of Medicine
email : hidetakayanagi@gmail.com

Recommendation　　　　　　　　　　　　　　　　　　　　　　　　　　　　提言

- 大学病院は特定機能病院として他の施設では診療の難しい疾患や重症でマンパワーを要する病態などを診るべきである．
- 一方で，初期研修の担い手として，また地域の救急病院，基幹病院としての面も合わせもつことが多いので，プロフェッショナリズムの観点からも，診断のついていない救急，重症疾患やコモンディジーズも積極的に受け入れる必要がある．
- 医療資源の有効利用という観点から急性期の問題を解決したらすぐに後方病院と連携が取れるように普段から Win-Win の関係を築く努力をすべきである．

要旨

　大学病院，特定機能病院あるいは地域の基幹病院には高い専門性を有する疾患やマンパワーを要する疾患を診療することが期待されている．紹介状を持たない外来患者には高額な初診料を課すなどの政策が取られている．しかし，ほとんどの大学病院は初期研修病院としての機能も担っており，専門性の高い疾患のみを扱うばかりでは初期研修の質を落とす可能性がある．さらに救急外来に搬送される，あるいは一般外来に来院される患者で，最初は診断がはっきりしない，または最初の診断，印象が間違っているということもしばしば経験するところであり，診断のついた専門性の高い疾患ばかり扱うと大学病院の診断能力が劣化していく可能性を危惧している．sick な患者は，入院患者として広く受け入れ，急性期の問題を解決し，状態が安定し次第，後方病院，長期療養型病院にお願いする，というほとんどの通常の急性期病院が取っていると思われるスタンスが望ましい．

Abstract

Academic Medical Centers, including University hospitals, are expected to see patients that require substantial resources for care or highly specialized care. At the same time, academic medical centers usually provide residency training programs. Providing only highly specialized care may reduce the quality of training as residents are not exposed to common diseases and conditions. Experience has shown that patients presenting to the emergency room or outpatient departments may not have clear diagnoses or may be initially misdiagnosed. Caring only for patients who have already been diagnosed with relatively rare diseases may lead to deterioration of diagnostic skills in academic medical centers. It is felt that academic medical centers should admit a wide variety of ill patients, stabilize their acute problems, then transfer them in a timely fashion to long-term care facilities, in a manner similar to other acute care hospitals.

Keywords : Academic medical centers, Residency program, Acute care, Long term care facilities, Common diseases

はじめに

　私どもの施設は地方の大学病院であり，研究を推進する機能の他に，地域の基幹病院として，重症疾患や診療困難例，救急症例の最後の砦としての役割も担っている．

　大学病院を中心とする特定機能病院は高度の医療を提供することを期待されており，一般に専門性の高い疾患，例えば外傷などはそれに特化した病院に搬送された方が，そうでない病院にとどまるよりも予後が改善されることが示唆されている[1]．大学病院や特定機能病院はそういった専門性の高い疾患の診療に特化すべきだというのが一般的な考え方である．そのため寝たきりの患者の誤嚥性肺炎などを敬遠する風潮に気づいているのは筆者だけではないであろう．曰く，そんな疾患は大学病院レベルではない，と．

　また，高齢化が進む先進国では多臓器に問題を抱えたり，精神疾患を合併したりする頻度が高く，このような患者を専門医は一般医に"逆"コンサルトしたいと考えているという報告がある[2]．さらに専門性の高い疾患に特化することは特定機能病院の主な機能の一つである若手医師の研修にとっては最適な環境とは言えないと思われる．このような大学病院あるいは特定機能病院の中での入院の適応について考えてみたい．

特定機能病院と地域医療支援病院

　医療を効率的に行うためにはすべての病院が軽症から重症まで診るのではなく，軽症のケースと重症あるいは専門性の高い患者を見る医療施設を区別しようという動きがある．厚生労働省の定める特定機能病院という概念で，「高度な医療を提供する」，「高度の医療技術の開発および評価」，「高度の医療に関する研修」の3つの機能を行う病院ということになっている．一方で地域医療支援病院というのは「紹介患者に対する医療の提供」，「医療機器の共同利用の実施」，「救急医療の提供」および「地域の医療従事者に対する研修の実施」の4つの機能を持つ病院のことである[3]．地方の大学病院は特定機能病院と地域医療支援病院の両方の機能を併せ持つことが多いと思われる．特定機能病院のほとんどは大学病院が占めているが，大学病院でなければ診ることができない疾患というのは多くはなく，大学病院以外の基幹病院も特定機能病院に指定されつつある[4]．特定機能病院ではそれ以外の病院では診療困難な疾患を診るべきで，一般的な疾患はより小規模の病院で診療されるべきだ，というのが一般的な考え方で，外来でも特定機能病院は紹介された患者のみを診てもやっていけるような診療報酬体系を組むべきであると考えられている．

大学病院での入院の適応

　入院が必要なのはsickなケースであって予後が悪いケースではない．慢性骨髄性白血病や悪性リンパ腫は外来で治療されるようになってきているが，急性胃腸炎のような良性かつ自然に治る病気であっても，経口摂取，飲水が出来ず急性腎前性腎不全になっているケースは輸液療法のため入院している．

　一方で，大学病院などの特定機能病院ではある程度，選別された患者のみを診る方向に政策的には進んでいる．しかし，例えば誤嚥性肺炎で搬送された患者さんに一般的な疾患だから他の病院で入院にしましょう，という話しにはなっていない．都心の大学病院と地方の大学病院では立ち位置に大きな違いがあると思われるが，その地域の中核病院，基幹病院として機能し，救急を担当している当院のような大学病院では誤嚥性肺炎の患者さんが救急で搬送されて，緊急入院した結果，通常の待機手術で入院予定の患者さんの入院が延期になることも起こっている．これは医療資源の使い方としては良くないかもしれないが，「断らない」救急や初期研修を行っている大学病院として必要な対応である．現場力でこのあたりの矛盾を緩衝している．

　一方，「誤嚥性肺炎」という触れ込みで救急搬送されたが，実は結核であったり，急性呼吸促迫症候群であったりするケースもまれならずあり，入院適応を入院時の暫定診断で決定することは困難で，時に不可能である．やはり，「これは大学病院のみるケ

スではない」というような議論は現実的ではないように思われる[5]．

大学病院でのコモンディジーズ診療，多臓器疾患診療

上記のように，特に地方の大学病院は地域の基幹病院，救急病院としての機能も担っているが，これは初期研修には都合が良い．コモンディジーズを沢山みるという経験は初期研修には必須であろう．もちろん，高度先進医療も初期研修もどちらも大学病院の重要な任務なので，バランスをとってこなす必要がある．

自分の専門の臓器・システムしか診ない医師のみ集まった病院の問題は専門を外れるケースには興味，関心，技能，知識が極端に落ちることが多いことかもしれない，と思う．例えば，黄色ブドウ球菌菌血症の患者の経食道心エコーを依頼して疣贅や弁の異常が認められなかったケースに「心内膜炎はないので抗菌薬は必要ありません．すぐに中止してください．」というコメントがついてきたことがあったが，これなどは患者さんの予後を非常に悪くする可能性のある状況なので，肝を冷やしたものである．障害が多臓器に及ぶ複雑な病態や誰も専門家のいない疾患（原発不明癌 etc）など，病院総合医やジェネラルな志向をもった専門医が必要とされる場面は今後ますます増えていくものと思われる．

作家の内田樹氏が言うように「**誰のものでもない仕事が放置されている組織は，そのような片付かない仕事が次第に増殖し，周囲を侵食し，やがてシステム全体を脅かすような災厄の芽となる**」のである[6]．重症例や高度先進医療を要する疾患のみならず，診断のつかないケースや一般的な症例も進んで診るような医師が，高度先進医療を旨とする大学病院であっても必要である．

大学病院も含む研修病院では，プロフェッショナリズムの教育，醸成も重要であり，その観点からも，「たらいまわし」を避け，正義，良識ある医療を行い，次世代の医師を育てるシステムを確立すべきものと考えられる[7]．同時に医療資源の有効利用という観点も重要であり，急性期の問題，複雑あるいは重症な病態が発生したら速やかに受け入れるかわりに，解決，安定したら早めに後方病院，長期療養型病院，などどの連携を取れるように普段から WIN-WIN の関係を築く努力が必要である[8]．

引用文献

1) Garwe T, Cowan LD, Neas B, et al：Survival benefit of transfer to tertiary trauma centers for major trauma patients initially presenting to nontertiary trauma centers. Acad Emerg Med. 2010;17(11):1223-32. PMID 21175521.

2) Greenfield S, Linn LS, Purtill N. et al:Reverse consultations: the profiles of patients referred from subspecialists to geenralits. J Chronic Dis. 1983;36(12):883-9. PMID 6655033.

3) 特定機能病院制度について．厚生労働省 http://www.mhlw.go.jp/shingi/2006/11/dl/s1120-8a.pdf

4) 特定機能病院及び地域医療支援病院の承認要件の見直しについて http://www.mhlw.go.jp/file/05-Shingikai-10801000-Iseikyoku-Soumuka/0000033349.pdf

5) ジェネシャリスト宣言 第五回 なぜ二元論が問題なのか？ その3 大学病院と市中病院 http://www.igaku-shoin.co.jp/paperDetail.do?id=PA03053_03

6) 大学は市場に選別されるのか？ 内田 樹の研究室 http://blog.tatsuru.com/2008/12/

7) Goldstein EA, Maestas RR, Fryer-Edwards K, et al：Professionalism in Medical Education: An institutional Challenge. Academic Medicine. 2006; 81(10): 871-6

8) スティーブン・コヴィー：7つの習慣．第4の習慣 Win-Winを考える．p286-335, キングベアー出版,2013

入院適応を考える際に知っておくべき日本の医療政策
Thoughts on Japan's medical policy in consideration of admission criteria

栄原 智文　Tomofumi Sakaebara

東葛病院〔〒270-0174 千葉県流山市下花輪409〕　Tokatsu Hospital
e-mail : t_sakaebara@yahoo.co.jp

Recommendation　　　　　　　　　　　　　　　　　　　提言

- 今後の入院適応は現状より厳しい判断を迫られる可能性が高い．
- 複数の健康問題を抱える高齢者の診療にあたることの多いジェネラリストは，適切な入院適応の判断について習熟させていく必要がある．
- 地域での限られた医療資源を有効に活用するためには医療・介護職および医療機関がより連携を深めていくことが求められる．

要旨

　高齢化社会が着々と進行するなか，わが国の医療政策も大きな転換点を迎えている．普段から医療政策に関わることの少ない臨床医であっても，今日の医療政策に至った経過や今後予測される事態について理解しておくことは，「入院適応を判断する」ことにも役立つのでないかと考えられる．医療政策を概説しながら，今後の入院適応の考え方について考察する．

Abstract

As aging society advances, our country faces a big turning point for medical policy. Even for clinicians who are not much exposed normally to medical policy at work. it is recommended that one understands the situation of the how today's medical policy came to be to in judging admission criteria. Author attempts to present an outline of today's health policy and give thoughts on future of admission criteria.

Keywords : 2025 年問題 , 病床機能分化 , 地域包括ケアシステム

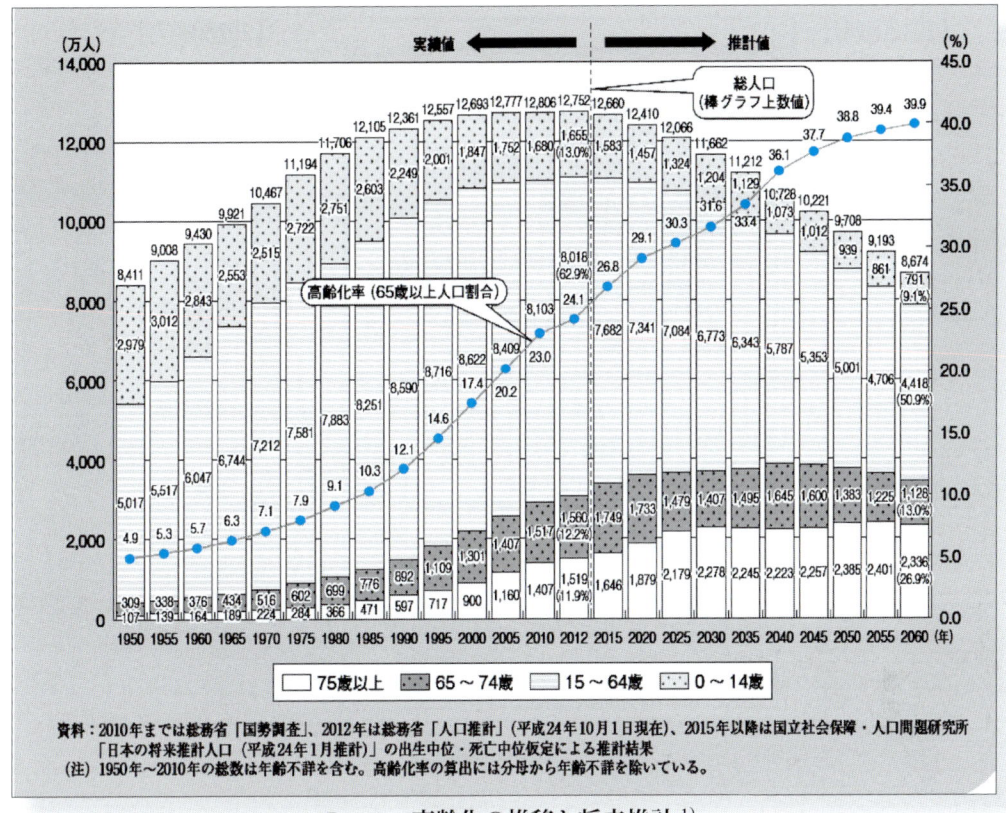

Box 1. 高齢化の推移と将来推計[1]

1. 2025年問題と多死社会

2015年には"ベビーブーム世代"が前期高齢者（65〜74歳）に到達し，その10年後（2025年）には高齢者人口は約3,500万人に達すると推計される．これまでの高齢化の問題は，高齢化進展の「速さ」の問題であったが，今後は高齢化率の「高さ」（＝高齢者数の多さ）が問題となるとされている（**Box 1**）．世帯主が65歳以上である高齢者の世帯数は2005年時点で約1,340万世帯であったが，2025年には約1,840万世帯に増加し，高齢者世帯の約7割を一人暮らし・高齢夫婦のみ世帯が占めると見込まれる．中でも高齢者の一人暮らし世帯の増加が著しく，一人暮らし世帯は約680万世帯（約37％）に達すると見込まれる．

年間死亡者数は2015年には約140万人，2025年には約160万人に達すると見込まれる．いわゆる"多死社会"の到来である[2]．現在8割以上が医療機関で看取りを迎えてきた高齢者の数がさらに増加し，これまでその"病院死"の大半を引き受けていた急性期病院は入院患者数が増加し，救急・急性期医療が機能不全に陥る可能性がある．しかし病床数削減の流れが進んでいるなかで，入院医療の受け皿が今後大幅に拡充されることは考えづらい．これはいわゆる"2025年問題"の一側面を表しているとされる．これに対し，行政は2025年を目途に入院医療から在宅医療へ円滑に移行できる医療連携体制の構築と，在宅生活を支える地域包括ケアシステムを普及・定着させる必要があると考え，政策を提言してきた．

2. 医療計画と病床機能分化

わが国の医療提供体制については，国民の健康を確保し，国民が安心して生活を送るための重要な基盤となっている．一方で，高齢化の進行や医療技術の進歩，国民の意識の変化など，医療を取り巻く環境が大

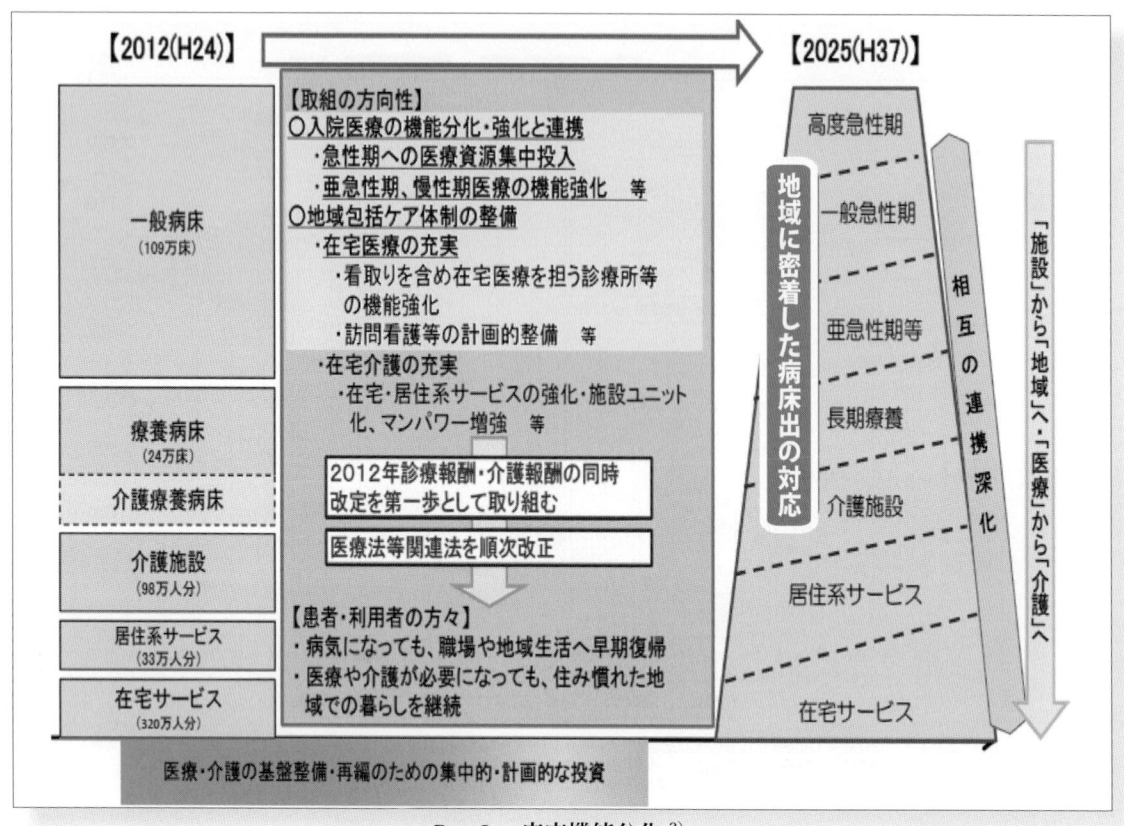

Box 2. 病床機能分化 [2]

きく変わる中,誰もが安心して医療を受けることができる環境の整備が求められている.

特に,人口の急速な高齢化や社会構造の多様化・複雑化が進む中,がん,脳卒中,急性心筋梗塞,糖尿病及び精神疾患の5疾病については,生活の質の向上を実現するため,患者数の増加の状況も踏まえつつ,これらに対応した医療提供体制の構築が求められている.

医療法第30条4－11項に定められている医療計画は1948（昭和23）年に法制化されて以来,10数年ごとに5次の改正を経てきた.現在第6次改正について議論が行われている.「社会保障・税一体改革大綱（2012年2月17日閣議決定）」に基づき,急性期をはじめとする医療機能の強化,病院・病床機能の役割分担・連携の推進,在宅医療の充実等を内容とする医療サービス提供体制の制度改革に取り組むこととされている [3].具体的には以下の項目が挙げられている.

四疾病五事業（四つの疾病（がん,脳卒中,急性心筋梗塞,糖尿病）と五つの事業（救急医療,災害時における医療,へき地の医療,周産期医療,小児医療（小児救急医療を含む））をいう）に係る目標を立てる.
医療連携体制及び住民への情報提供推進策：四疾病五事業ごとに,必要な医療機能（目標,医療機関に求められる事項等）と各医療機能を担う医療機関の名称を医療計画に記載し地域の医療連携体制を構築する.地域の医療連携体制をわかりやすく示すことにより住民や患者が地域の医療機能を理解できるようにする.

1. 居宅等における医療の確保
2. 医師,看護師等の医療従事者の確保
3. 医療の安全の確保
4. 2次医療圏,3次医療圏の設定

基準病床数の算定等：2次医療圏等ごとの病床数の整備目標であるとともに，それを超えて病床数が増加することを抑制するための基準となる病床数（基準病床数）を算定し，病床の整備を病床過剰地域から非過剰地域へ誘導し，病院・病床の地域偏在を是正する．

今後，病院・病床機能の役割分担，すなわち"病床機能分化"が進み，(Box 2)に示すような2025年モデルを目指そうとするならば，医療現場にはどのような変化が起きるだろうか？高度急性期への移行は救命救急医療を提供しているごく一部の病院に限られるため，多くの一般病床は，一般急性期か亜急性期等へ移行することになる．そして機能が明確になっていない病院の一部は，減床または長期療養への転換が想定される．その結果として2次・3次医療圏における病床機能の再編成が進むと，医療現場では今まで急性期医療が必要で入院適応と判断して患者を紹介していた近隣の病院が，今後は患者の病状に応じて一定の要件を満たさないと入院医療を引き受けられないという事態が発生する可能性がある．

亜急性期病床に関しては急性期を経過した患者，在宅・介護施設等からの患者であって症状の急性増悪した患者を受け入れ，在宅復帰に向けた医療を提供する機能を想定している．また"地域に密着した病床"という概念も新たにモデルに登場しているが，その詳細についてはこれからの議論が待たれるところで，現時点では入院適応において有効利用できる病床となりうるかは未知数である．

3．在宅医療と地域包括ケアシステム

高齢者の尊厳の保持と自立生活の支援の目的のもとで，可能な限り住み慣れた地域で生活を継続できるような包括的な支援・サービス提供体制の構築を目指すシステムである．地域包括ケアシステムにおける5つの構成要素として，「介護」「医療」「予防」という専門的なサービスと，その前提としての「住まい」と「生活支援・福祉サービス」が相互に関係し(Box 3)，連携しながら在宅の生活を支えている．

医療と介護の連携を図っていくためには，現場において多職種で「顔の見える関係」を構築し，介護職と医療職間の「共通言語の理解」や「コミュニケーションの促進」によって，それぞれの専門性と地域包括ケアシステムの中で果たしている役割について相互に理解することが，第一歩になる．こうした相互理解を進めるためには，現在，取り組みが進められてきている在宅医療連携拠点事業と地域ケア会議をはじめとする地域包括支援センターの取り組みが適切に連携・協働し，その中で多職種連携の関係性作り，多職種合同の事例研究等の機会の増加，地域連携パスの構築，ICTを活用した連携環境の整備等を進めていくことが重要だと提言されている[5]．

「ちょっと具合が悪くなればすぐに入院」では在宅医療は成り立たない．予防とセルフケアが重要であり，医療者側の意識改革だけでなく，患者・家族や住民への啓発も進めていくべき高齢社会においてめざすべきは，病気や障害を抱えても地域で生活を継続するための医療，それが「生活モデル」と呼ばれるもので，その評価軸となるのがQOL（生活の質）であると考えられる．「治す医療」ではなく「支える医療」，「診療所からの往診としての在宅医療」ではなく，「入院医療の延長線上としての在宅医療」を想定する必要がある[6]．

入院適応を判断した医師は，入院するまでがゴールではなく，入院後の予想される経過と退院後の在宅復帰へのロードマップを描くことに努めるべきである．そしてそのイメージを患者・家族と信頼関係を構築

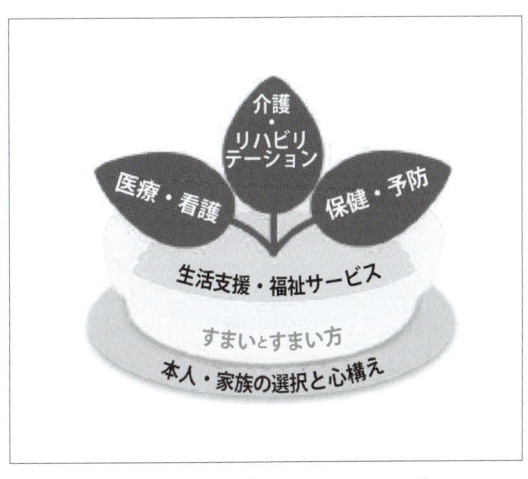

Box 3．地域包括ケアシステム[3]

しながら共有していくことが求められている．

4．まとめ

　日本の医療政策の現状について概説した．行政が提唱する病床機能分化・地域包括ケアシステムは現行の医療問題に対する最適解であるかどうかは判然としない部分がある．ただ世界各国の中でも前例のない大規模な高齢化社会に足を踏み入れようとしているため，ある程度，推論が含まれるのはやむを得ないだろう．

　国内でも先進的なケア地域や医療提供体制を実現できている自治体・地域社会の例も散見されているが，他の地域にそのノウハウをそのまま移植しても同様の成果を得られるとは限らない．その地域医療のコンテキストに大きく影響を受けるからである．入院適応も同様であると考えられる．ジェネラリストにとって，自分の勤務する医療機関が属する医療圏がどのような医療・介護提供体制であるかを理解すること，連携機関と顔の見える関係を構築していくことが，適切な入院適応を実践するにあたって有用なリソースになると考えられる．

引用文献

1) 内閣府：平成25年度版　高齢社会白書
2) 国立社会保障・人口問題研究所：「日本の将来推計人口」（平成24年1月推計）
3) 厚生労働省：医療計画について　医政発0330第28号　平成24年3月30日
4) 中央社会保険医療協議会：総会資料（第239回）2013年3月13日
5) 地域包括ケア研究会：地域包括ケアシステムの構築における今後の検討のための論点　三菱UFJリサーチ＆コンサルティング　2013年3月
6) 週刊医学界新聞．2025年の医療と介護．第3009号　2013年1月7日

退院支援の要点
Overview of discharge support and its practice

山本　祐　Yu Yamamoto

自治医科大学地域医療学センター　総合診療部門〔〒329-0498　栃木県下野市薬師寺3311-1〕
Division of General Medicine, Center for Community Medicine, Jichi Medical University School of Medicine
email : u-bou@jichi.ac.jp

Recommendation　　　　　　　　　　　　　　　　　　　　　　　　　　　提言

- 退院支援とは，ケアの中心となる患者が生活者として地域で生きていくために，医療・介護・福祉のプレイヤーが多職種連携して行う継続的なアプローチである．
- 退院支援を行う上では，1) スクリーニング，2) アセスメント，3) 退院計画の立案・実行，4) 退院調整，5) 退院前カンファレンス，のキーポイントを意識して行う必要がある．
- 円滑な支援を実現するためには，患者・家族と多職種間での情報共有を密に行うためのコミュニケーションが不可欠である．

要旨

　人口の高齢化や社会構造の変化により，退院困難要因を有しながら入院する患者は少なくない．退院に至る道筋は，臨床的判断や医療機関側の要因，および患者要因などの複数の要因から成る複雑なプロセスであり，適切な評価と綿密な退院計画を含む継続的な患者支援が必要である．退院支援は単なるマネジメントに留まらない医療・介護・福祉のプレイヤーが多職種連携して行うアプローチであり，1) スクリーニング，2) アセスメント，3) 退院計画の立案・実行，4) 退院調整，5) 退院前カンファレンス，の各キーポイントを意識して行う．支援の円滑な実施には，患者や家族と多職種チームとのコミュニケーションが不可欠である．

Abstract

Due to an increasingly aging society and changes in the social structure, many patients being admitted to hospitals have factors that contribute to difficulty in their ultimate discharge. Hospital discharge is a complex process consisting of several factors including clinical factors, organizational discharge issues, and patient-related factors. It is not merely an adjustment of discharge destinations, but involves continuous patient support through interprofessional collaboration, including adequate assessment and detailed discharge planning. Focus is placed on 1)screening 2)assessment 3)formulation and execution of a discharge plan 4)adjustment of discharge date and 5)pre-discharge conferences. Communication between the patient and the interprofessional team is indispensable in order to provide this support in a smooth manner.

Keywords：退院支援，退院困難要因，多職種連携，コミュニケーション

■ はじめに— なぜ退院支援が必要か

近年の医療技術の進歩により，過去においては治療困難であった疾患の治療と治癒が可能な時代となっている．高度化・専門化する医療の恩恵を多くの国民が受けている一方で，未だ有効な治療法のない疾患を抱える患者も少なくない．また，平成25年版高齢社会白書では，平成24年（2012年）10月1日時点のわが国の高齢化率（65歳以上の高齢者人口が総人口に占める割合）は24.1%と記されており，国立社会保障・人口問題研究所の日本の将来推計人口では2025年には高齢化率は30%を超えるとされ，高齢化に伴って生じる健康問題への対応は医療における重要な課題の一つである．さらに，社会構造や経済的状況の変化により，生活において何らかのサポートを要する人々の存在も忘れることはできない．

このように様々な要因により身体的・精神的・社会的機能が徐々に失われ，他人の手助けが必要な状態，いわゆる「虚弱」性を有する人々が増えるに従い，急病や既存疾患の増悪による急性期病院への入院も増加傾向となる．入院は更なる虚弱進行の一因となり，入院を契機に社会的側面の不具合が顕在化することから元の生活環境への退院が困難となる状況が生じ，結果として新規入院の受け入れ困難という事態を招いている．加えて，近年の医療機関を取り巻く環境では，度重なる診療報酬改定や急性期病院へのDPC（Diagnosis Procedure Combination）導入により入院期間短縮や各医療機関が担う役割を明確に分化させる傾向がうかがえ，医療機関からの早期退院・転院を促す方向性が示されている．

これらの背景から，医療依存度の比較的高い状態で急性期病院から退院する患者は少なくない．しかしながら，制度に後押しされての早期退院で単に入院期間の短縮を図ったとしても，退院後の再入院率が高ければ患者や家族，ひいては社会全体に不利益をもたらすこととなる．退院後早期の予防可能な再入院率の正確な値は不明であるが，あるシステマティックレビューでは中央値は27.1%と報告されている[1]．したがって，予防可能な再入院を減らし，適切なケアをどのような生活の場で継続して提供していくのかを入院早期から考えて実践する患者への支援が求められている．

Box 1 退院支援と退院調整（文献[2]より引用）

退院支援	患者が自分の病気や障害を理解し，退院後も継続が必要な医療や看護を受けながらどこで療養するか，どのような生活を送るかを自己決定するための支援
退院調整	患者の自己決定を実現するために，患者・家族の意向を踏まえて環境・ヒト・モノを社会保障制度や社会資源につなぐなどのマネジメントの過程

■ 退院支援とは

1)「退院支援」と「退院調整」

「退院支援」と「退院調整」という用語は一見同じように見えるが，両者は異なる内容を示している．それぞれに対する明確な定義は存在していないため，用いられている定義のひとつを示す（Box 1）[2]．言い換えれば，「退院支援」とは病院内で主として退院に関するマネジメントを行う退院調整看護師や医療ソーシャルワーカー（Medical Social Worker；MSW）に特化した業務内容を指すのではなく，ケアの中心に存在する患者が生活者として地域で生きていくための方略を，医師，看護師，薬剤師，理学・作業・言語聴覚療法士などの医療のプレイヤーと，ケアマネージャーなどの介護のプレイヤー，また場合により社会福祉士や地域包括支援センターなどの福祉のプレイヤーが多職種連携して考え，共に実践するアプローチである．とくに，急性期病院では医師は医療アウトカムのみに注目する傾向が強くなるため，医療アウトカムの先にある患者の生活を見据えて，得意分野の異なる多職種のプレイヤーと早期から継続的に連携を行っていくことが重要となる．

Box 2　退院計画の立案・実行の効果（文献3）より引用）

- 医学的判断で入院し，退院計画を立案・実行した患者の入院期間と再入院は有意に減少する．
  - 平均在院日数 − 0.91 日, 95% 信頼区間 [CI] − 1.55 〜 − 0.27
  - 再入院 相対危険 [RR] 0.82, 95% CI 0.73 〜 0.92

- 患者の満足度が上昇する．

- 内科疾患で入院した高齢者では，退院計画による死亡率と自宅退院率に統計学的有意差はない．
  - 死亡率 RR 0.99, 95% CI 0.78 〜 1.25
  - 自宅退院率 RR 1.03, 95% CI 0.93 〜 1.14

- 医療費抑制効果は不明である．

2) 退院支援の効果

患者にとって非日常の空間である入院の場と日常生活の場とのギャップを認識し，両者を円滑につなぐことが退院支援では求められている．退院支援の主軸となる，退院計画の立案・実行の効果についてのシステマティックレビュー結果を示す（Box 2）[3]．わが国で推進されている在宅医療が今後さらに充実し，医療の現場で新規在宅導入例が増加することにより，自宅退院率や長期的な医療費への影響は変化しうると考えられる．将来，わが国から退院支援の有用性に関する新たなエビデンスが現れることを期待する．

■ 退院支援の概略

退院支援の概略をフローチャートで提示する（Box 3）．
医科診療報酬においては，「入院早期より退院困難な要因を有する者を抽出し，その上で退院困難な要因を有する者に対して，適切な退院先に適切な時期に退院できるよう，退院支援計画の立案及び当該計画に基づき退院した場合」について，医療機関は退院調整加算を算定することができると記載されている．したがって，実際に退院支援を行う上で診療報酬との関連を考慮したキーポイントは，1) 退院困難な要因を有する者の抽出（スクリーニング），2) 患者要因の評価（アセスメント），3) 退院支援計画の立案と実行，4) 退院調整（必要な医療・介護サービスの調整），5) 退院前カンファレンス，である．

1) 退院困難な要因を有する者の抽出（スクリーニング）

全ての入院患者が退院支援を必要としているとは限らない．入院患者が退院困難に陥る要因を有しているかを確認し，ハイリスク患者を拾い上げることが必要である．退院調整加算算定要件は入院後 7 日以内のスクリーニングとなっているが，できるだけ早期にスクリーニングを行うことが望ましい．退院困難な要因の具体例として診療報酬点数表に挙げられているものを提示する（Box 4）．これらの項目に加えて，病名，入院目的，病態，家族状況，および入院前居住先と住居環境などの情報を入手することは，患者が退院困難ハイリスク群に属しているかを確認するために重要である．

スクリーニングのために各医療機関で独自のスクリーニングシートを導入している場合も多く，その妥当性検証を行った文献も存在する[4]．先に提示した必要項目を含み，簡便で，各医療機関で利用しやすい形態のスクリーニングシートの活用は，退院困難患者スクリーニングの効率化に寄与すると思われる．

2) 患者要因の評価（アセスメント）

ベースラインとして身体的，精神・心理的，および社会的状況についての評価を行う．退院困難な要

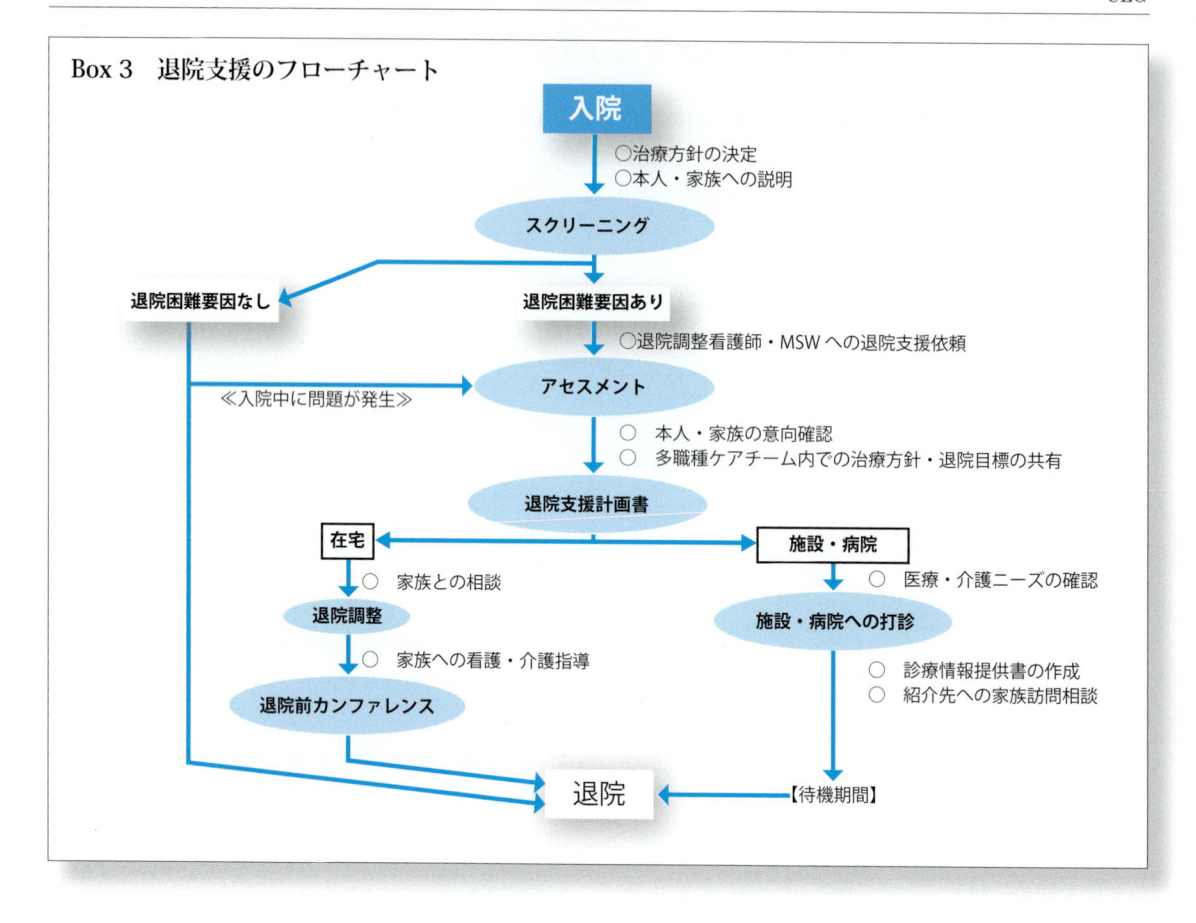

Box 3　退院支援のフローチャート

```
入院
 │ ○治療方針の決定
 │ ○本人・家族への説明
 ▼
スクリーニング
 ├──────────────┐
 ▼              ▼
退院困難要因なし  退院困難要因あり
                 │ ○退院調整看護師・MSWへの退院支援依頼
                 ▼
   ≪入院中に問題が発生≫→アセスメント
                      ○ 本人・家族の意向確認
                      ○ 多職種ケアチーム内での治療方針・退院目標の共有
                      ▼
                   退院支援計画書
                  ┌────┴────┐
                  ▼          ▼
                 在宅       施設・病院
                  │ ○家族との相談   │ ○医療・介護ニーズの確認
                  ▼          ▼
                退院調整    施設・病院への打診
                  │ ○家族への看護・介護指導  ○診療情報提供書の作成
                  ▼                      ○紹介先への家族訪問相談
             退院前カンファレンス
                  │              【待機期間】
                  ▼               │
                 退院 ←────────────┘
```

Box 4　退院困難な要因

ア．悪性腫瘍，認知症又は誤嚥性肺炎等の急性呼吸器感染症のいずれかであること

イ．緊急入院であること

ウ．介護保険が未申請の場合（介護保険法施行令に規定する特定疾病を有する 40 歳以上 65 歳未満の者及び 65 歳以上の者）

エ．入院前に比べ ADL が低下し，退院後の生活様式の再編が必要であること（必要と推測されること）

オ．排泄に介護を要すること

カ．同居者の有無にかかわらず，必要な介護を十分に提供できる状況にないこと

キ．退院後に医療処置（胃瘻等の経管栄養法を含む）が必要なこと

ク．入退院を繰り返していること

ケ．その他患者の状況から判断してアからクまでに準ずると認められる場合

平成 26 年診療報酬点数表（医科）第 1 章 _ 第 2 部 _ 第 2 節 _A238 退院調整加算より引用

Box 5 高齢者総合的機能評価の基本的項目（例）

身体機能	○基本的日常生活動作 （Basic Activities of Daily Living；BADL） －更衣 －食事 －移動・歩行 －排泄 －衛生	○手段的日常生活動作 （Instrumental ADL；IADL） －買い物 －掃除などの家事 －金銭管理 －炊事 －交通手段の利用
認知機能	Mini-mental State Examination（MMSE） 改訂長谷川式簡易知能評価スケール（HDS-R）	
情緒・気分	高齢者うつスケール（Geriatric Depression Scale；GDS）	
社会的支援	家族の状況，介護者の状態，住居環境，家計状況， 家族以外からのインフォーマルなサポート， 介護保険の有無，ケアマネージャーの有無，現在利用中のサービスやサポート	

因を有する患者の多くは高齢者が占めており，かつ，高齢者は医療と生活の密接度が極めて高いため，代表的な評価ツールとして高齢者総合的機能評価（Comprehensive Geriatric Assessment；CGA）が用いられることが多い．CGA では患者の医学的側面だけでなく，身体機能レベルの評価，認知機能の評価，情緒・気分の評価，および社会的支援状況の評価を行う．CGA に含まれる評価項目のうち短時間で情報収集可能なものの一例を **Box 5** に示す．中でも，基本的日常生活動作（Basic Activities of Daily Living；BADL）は障害により介護を要する状況となる項目群であり，手段的日常生活動作（Instrumental ADL；IADL）は障害により一人暮らしが困難となる項目群を含んでいることは記憶に留めたい．このほか退院先決定の際の一助として，在宅医療が可能かを在宅介護スコアで評価することも有用である[5]．

3) 退院支援計画の立案と実行

スクリーニングとアセスメントを基盤として，本人や家族の意向を汲みつつ入院後7日以内に退院支援計画書の作成を行う．この際，初期ケアチームのメンバーである担当医師，病棟看護師，退院調整看護師と，場合によりリハビリ担当者や MSW も交えて治療方針や退院目標を共有し，入院中の適切なケアとともに退院後に必要となる医療・介護サービスを検討する．退院に関する調査で明らかになった患者の不満の一つに，患者自身が退院計画に参加していないことが挙げられているため[6]，患者・家族の参加なしに医療者のみで計画を立案することは慎みたい．

退院後早期の再入院を避けるために，退院計画が有用であることは前述の通りである．加えて，高齢者における退院後30日以内の再入院の一因として5剤以上の多剤服用や潜在的不適切処方が挙げられているため[7]，薬剤師との協力により入院中からの薬剤使用適正化を図りたい．

4) 退院調整（必要な医療・介護サービスの調整）

退院調整看護師や MSW が中心となり，患者の持つ医療管理上の課題と，生活・介護上の課題を解決するための具体的なサポート体制を構築する．医療管理上の課題には，医療を提供する場所と誰が提供するのかの2点を考えながら調整を進める．例えば，自院の外来に通院するのか，他院の外来に通院するのか，または在宅で訪問診療を受けるの

かにより担当医師との連絡調整方法が異なってくる．看護やリハビリも同様に，訪問看護や訪問リハビリを行う際には患者の居住地域が対応可能なエリア内にあるのか，家族の支援に加えてどの程度のサポート追加が必要かを確認して調整を行う．さらに，生活上の課題への対処としては，患者がどのような社会保障制度の利用が可能かを考え，介護保険制度を利用する際には主にケアマネージャーを介して介護用品のレンタルや購入，住宅改修，介護サービスの検討と調整が必要になる．

　自宅への退院が困難であり，医療サポートの継続が必要な場合には他の医療機関への転院を，介護サポートを要する場合には施設への入所を調整していく．各機関との連絡調整を行い，患者本人や家族との情報共有を緊密に行うことが重要である．

5) 退院前カンファレンス

　退院に向けての準備が整いつつある段階で，退院までの確認事項と在宅での検討課題を患者，家族，在宅サービス提供者，院内関連スタッフが集まって共有し議論するのが退院前カンファレンスである．カンファレンスに際して重要となるのは事前の情報共有であり，これにより効果的に短時間で行うことが可能となる．忘れてはならないのが，ケアの中心にいる患者とも十分に情報を共有することである．成人患者の三分の一は個人の状況や在宅介護要因が退院前に十分考慮されていないと感じており，退院後に行っても良いことと避けるべきことに関する情報不足が不満であると報告されている[6]．正しく情報を伝達し，開催目的を明確にしてカンファレンスに備えたい．

■ おわりに

　人口の高齢化を主要因として虚弱性を有する人々が増加するにしたがい，急病で入院する患者のうち退院困難要因を有する者の割合は今後も増加傾向となると考えられる．退院支援は単なるマネジメントに留まらず，入院時から医療・介護・福祉のプレイヤーが互いに情報とビジョンを共有して進めていくチームアプローチであり，これからの医療者にとって不可欠のスキルである．常にケアの中心には患者と患者を支える家族が存在していることを忘れずに，多くの現場でこの取り組みが展開されることを期待する．

引用文献

1) van Walraven C, Bennett C, Jennings A, Austin PC, Forster AJ：Proportion of hospital readmissions deemed avoidable: a systematic review. CMAJ. 2011 Apr 19;183(7):E391-402. PubMed PMID: 21444623

2) 宇都宮宏子, 三輪恭子, 編：これからの退院支援・退院調整　ジェネラリストナースがつなぐ外来・病棟・地域. 東京：日本看護協会出版社；2011

3) Shepperd S, Lannin NA, Clemson LM, McCluskey A, Cameron ID, Barras SL：Discharge planning from hospital to home. Cochrane Database Syst Rev. 2013 Jan 31;1:CD000313. PubMed PMID: 23440778

4) 鷲見尚己, 奥原芳子, 安達妙子, 浅野弘恵, 佐藤由佳：大学病院における改訂版退院支援スクリーニング票の妥当性の検証. 看護総合科学研究会誌. 2007; 10(3): 53-64

5) 宮森正, 岡島重孝：在宅介護スコアの開発. 日本プライマリ・ケア学会誌. 1992; 15(4): 58-64

6) Ubbink DT, Tump E, Koenders JA, Kleiterp S, Goslings JC, Brölmann FE：Which reasons do doctors, nurses, and patients have for hospital discharge? A mixed-methods study. PLoS One. 2014 Mar 13;9(3):e91333. PubMed PMID: 24625666

7) Sehgal V, Bajwa SJ, Sehgal R, Bajaj A, Khaira U, Kresse V：Polypharmacy and potentially inappropriate medication use as the precipitating factor in readmissions to the hospital. J Family Med Prim Care. 2013 Apr;2(2):194-199. PubMed PMID: 24479078

働き盛りの入院適応

Admission criteria of patients in the meridian of life

石丸 裕康　Hiroyasu Ishimaru

天理よろづ相談所病院総合診療教育部〔〒632-0015 奈良県天理市三島町200〕
Tenri Hospital
email : hiroyasuishimaru@gmail.com

Recommendation ……………………………………提言

- 入院適応も，他の医療における介入と同様，そのメリット・デメリットを厳密に比較して決定するべきである．
- 働き盛りの患者で入院を検討する場合，そのメリット・デメリット双方に労働についての因子を考慮する必要がある．
- 労働は健康な生活を維持する重要な欠くべからざる要素である．
- 治療と就労の両立を支援する，という視点でのマネジメントが求められる．

要旨
働き盛りの入院適応を考える場合の，大きな特徴は，仕事の中断・継続，場合によっては離職，といった労働に関する問題を大きなファクターとして考慮する必要がある点である．

Abstract
Admission criteria should be determined, similarly to intervention in other medical care, by strictly comparing advantages and disadvantages.
When considering Admission criteria of those in the prime of life, it is necessary that in considering advantages and disadvantages, the factor of labor should be taken in consideration. Labor is an element which is an essential prerequisite to maintain a healthy life. Management based on the viewpoint of supporting the compatibility of both treatment and labor is required.

Keywords : 退院支援，退院困難要因，多職種連携，コミュニケーション

症例

1. 事例（仮想事例）
60代男性　内科開業医
胃がんの手術後で化学療法施行中．過去1年間で2回，肺炎で入院歴あり．今回約1週間続く遷延性の発熱があり，当科紹介された．診察所見で発熱と逆流性心雑音あり．手掌に点状紫斑あり，感染性心内膜炎（IE）が強く疑われた．入院を勧めたが，なんとか外来で治療できないか，といわれる．

■ 発生した問題点や困難

　遷延する発熱，身体所見から，IEが強く疑われ，通常入院となる事例であるが，外来治療を希望されたケースである．診断はともかく，治療となれば一定期間の集中的な抗菌薬投与は避けられず，入院適応と判断される．

　一方で開業医として多くの患者を診療しており，過去1年に肺炎で2回休診となっている上に長期の休診となると，診療中の患者に対する診療責任の問題や，信用低下で診療継続に大きな支障な事態が出ることも考えられるため，入院を避けたいと考える患者の考えも無理はない．

■ 対応策と顛末

　患者は医師であり，IEの病態についてはよく理解されており，心不全・脳出血などの合併症についても了解していた．住所は近隣であり，病状の急変時はすぐに受診可能であることから，少なくとも病状が安定するまでの入院は必要である見通しであることを説明した上で，当日は血液培養施行し帰宅，休診対応などを含め準備していただくこととした．翌日グラム陽性球菌が陽性となり緊急入院とした．同日より1日4回の抗菌薬投与．開始後2日で解熱し，全身状態の改善が得られた．

　その時点で仕事の継続について，患者とディスカッションし，昼1回の抗菌薬投与を自院で施行してもらうことで朝から夕までの診療時間が確保でき，ADL（Activities of daily living）もfullであることから，診療所での診療を継続しながら，入院継続する方針とした．4週間の経静脈的抗菌薬投与をこの形で完遂し，退院となった．

■ 事例についての考察

　入院治療が必要と思われるが，仕事の継続を強く希望された事例である．入院の絶対適応として，患者の仕事継続希望を「無理である」として説得するアプローチもありうるかもしれない．ただ仕事の継続は，健康な生活を支えるひとつの重要な因子でもあり，可能な限り尊重したいと考えた．

　本ケースの入院の必要性を考えた場合，ADLは自立していてケアを必要とするような状態ではなく，頻回の抗菌薬投与と，急変のモニタリングが主な目的であり，事例のような対応を行えば，半日程度の外出については許容範囲と判断した．また患者側もフルタイムの勤務形態では無いものの，最低限の診療継続が可能となり，許容できるオプションであるということで合意することができた．

　本ケースの場合，抗菌薬の種類を変更し，一日1回投与や，早期の内服治療移行などの他の方法もありえたが，上記の方針で合意できたため，ガイドラインの推奨に従った抗菌薬投与の方針とした．

■ 家庭医・病院総合井に必要な入院適応の判定

　入院診療そのものも，多くの医療的介入のひとつであり，その適応を考えるにあたっては通常の医療行為同様，そのメリットとデメリットを勘案して意思決定を行う必要があることに変わりはない．入院することで，外来診療より有利となる点（＝メリット）を考察すると，

① 入院でなければできない処置が可能となる．
　（例）手術，侵襲的検査
② 頻回のモニタリングが可能となり，患者の状況変化に早期に対応可能となる．

③ 医療密度が高い状況に対応できる.
(例)持続点滴など
④ ケア密度の急な変化に対応できる.
(例)感染症による急激なADL低下に対応したケアが可能
⑤ 通常の生活が病状の増悪因子となっている場合にそこから隔離できる
⑥ 入院によりそれを患者の病人役割(sick role)がより明確になり,療養に専念する環境が確保できる,などが挙げられる.

上記に挙げたいずれの因子も,医療技術の進歩や,社会的文脈,患者の個別状況に応じて変化する可能性があり,その適応は本質的には曖昧である.

一方,入院治療のデメリットとしては,一般的には,

① コストがかかること
② 入院がマイナスのアウトカムを招く可能性(院内感染,ADL低下など)があげられるだろう.

個別の患者において,入院治療の必要性を厳密に考える場合,上記のメリット・デメリットを比較計量して,どちらの選択肢がより患者のアウトカムを改善するのか,という観点から検討すべきである.本来はある臨床状況において,入院治療するのと,外来治療するのとで,どちらが患者アウトカムを改善するか,といった臨床研究にもとづき,適応を判断することが望ましいであろう.しかしながら,そのような研究はほとんどなく,また入院治療をとりまく個別の状況はきわめて多様であり,結局個別の事情に応じて丁寧に考えていくほかないのが現状である.

働きざかりの患者の入院適応を考える場合,こうした考察のプロセスに,労働についてのファクターを大きく考慮しなければならない点が特徴となる.

たとえば過酷な勤務状況で病状を明らかに増悪させていると判断されるようなケースでは入院することにより増悪因子を減らすことができ,メリットが大きいだろう.また入院することにより,疾病治療と日常の仕事の優先順位を常に考えなければならない状況から解放され,療養に専念できる,という点はメリットといえる.

一方で,やはりデメリットも大きい.コストの面では,入院による直接の費用の他に,離職・休職による収入の低下という間接的費用が生じる.傷病手当,休業補償,復帰支援プログラム,などの勤労者の疾病に対する支援対策は職場によりさまざまであり,最悪の場合解雇という形で収入が絶たれる可能性もある.またケースの開業医のように,休職が仕事上の信用の低下につながり,長期的にも影響が及ぶ可能性も考慮しなければならない.

また,労働という因子は,こうした単純なコスト面での問題にとどまらず,もっと本質的なアウトカムである健康の維持そのものに深くかかわっていることも見逃してはならない.WHOの提唱する,Social determinants of health [1] において健康の社会的決定因子として重要なものがいくつかあげられているが,その10項目の中に,「労働」「失業」といった項目があげられていることからも理解できるように,健康な生活の維持に労働の問題が占める比重は大きい.適切な環境での労働の継続は,健康な生活にとって欠くべからざる一要素であるといえる.特に現代は,癌・メンタルヘルス・糖尿病など,完全に回復するわけでない疾患を抱えつつ生きる,ということが一般化している時代であり,「治療をうけながら就労する」患者に対して,いかに疾患治療と,労働との両立を図るのか,といった問題へのとりくみが求められている状況ではないかと考えられる.労働政策研究・研修機構が2013年11月に出した報告書「メンタルヘルス,私傷病などの治療と職業生活の両立支援に関する調査」[2] をみると,たとえば病気休職制度の新規利用者の40％弱が退職している,という実情もあり,この両立は決して容易なものではないことがうかがわれる.入院適応について考える本稿の趣旨に沿って考えた場合,一回の入院が離職に直接つながる可能性はそう高くはないだろうが,上記のような慢性疾患をかかえる患者群においては,繰り返す入院による休職の繰り返しが結局離職につながる事態は十分に考えられるため,患者の文脈を無視した安易な入院の繰り返しはなるべく避けるようマネジメントすべきである,と思われる.

患者の疾病のみに注目するのでなく，総合的な意味での健康を重視する家庭医・総合医の立場からは，こうした治療と就労の両立，といった面により配慮する視点が重要であると考える．具体的には，Patient Centered Clinical Method の方法論にのっとるものではあるだろうが，患者の病い経験の中に，就労の要素を含めること，患者の全人的理解の要素として，仕事についての文脈をくみこむこと，またゴール設定の中に就労に関するものを含めるべきである，といったこと点を考慮する．特に慢性の経過の中で，入院を繰り返す可能性のあるような疾患を抱えている場合，就労との両立を常に意識したマネジメントを行わないと，容易に離職・失業につながる可能性があり，結果的に健康を損ねる，という潜在的危険性も理解しておく必要があるだろう．

上記のような点を考えると，働きざかりの患者，という患者群のマネジメントにおいて，今後の方向性として，いかに就労と治療の両立を図るか，といった視点がさらに重要になると考えられる．入院＝休職 vs 外来＝就労継続，という図式にとらわれない多様な中間的ケア体制や，外来治療を可能にする技術革新などにより，患者の就労継続をより容易にするような医療のありかたとともに，社会的・制度的支援も重要であると考える．

またこうした就労をアウトカムとするような臨床研究の必要性も増すかもしれない．関節リウマチにおいて生物学的製剤の治療により，離職を減らし，労働生産性を向上させた，という研究3) など，こうした労働関連の要素をアウトカムとした研究が散見されつつあり，今後の方向性を考える上で示唆的である．

引用文献

1) Wilkinson R,Marmot M 編：The solid facts 2nd ed. World Health Organization, Copenhargen, 2003
2) 労働政策研究・研修機構編：メンタルヘルス, 私傷病などの治療と職業生活の両立支援に関する調査, 東京, 2013
3) Bejarano V et al：Effect of the early use of the anti-tumor necrosis factor adalimumab on the prevention of job loss in patients with early rheumatoid arthritis. Arthritis Rheum. 2008 Oct 15;59(10):1467-74

高齢者の入院適応
Hospitalization criteria of elderly patients

山口　潔　Kiyoshi Yamaguchi

医療法人社団創福会ふくろうクリニック等々力　Fukuro Clinic Todoroki
〔〒158-0082　東京都世田谷区等々力 3-5-2 ヒューリック等々力ビル 3F〕
e-mail：yamaguchi@296296.jp

Recommendation ……………………………………………… 提言

高齢者の入院適応を検討する際には，
- 高齢者の特徴を学び，治療における留意点を理解する．
- 疾患別のガイドラインに加え，余命，本人の意思，周囲の状況を検討する．
- 高齢者総合的機能評価 CGA を行う．
- 入院関連機能障害 Hospitalization-Associated Disability の発症を予測する．
- 地域の在宅医療のレベルを把握し，在宅治療の可能性を検討する．

要旨

　高齢者の特徴として，余命が限られている，合併症が多い，生活障害を伴う場合が多い，自分で意思決定することが困難である場合が多い，治療や入院を希望しないなど患者の意思が明確であるなどがあり，入院適応は若年者と異なる．高齢者総合的機能評価 CGA は，予後の予測に有用であるばかりでなく，入院適応の検討にも重要な情報を与える．高齢者は入院中に，認知機能障害・せん妄，転倒，廃用性筋萎縮，栄養障害，血栓塞栓症，薬剤多用，医原性事故といった，入院関連機能障害 Hospitalization-Associated Disability を発症する頻度が高い．入院関連機能障害の予防のため，環境に配慮する，移動を妨げない，低栄養・脱水を防ぐ，依存状態にさせない，多剤併用を避ける，退院支援などの取り組みが重要である．さらには，急性疾患を在宅治療することにより，入院自体を回避することが効果的である場合もあり，どのような状況が在宅治療に適しているかなど詳細については今後の研究が期待される．

Abstract

Because elderly patients tend to have multiple complications, greater disorder in daily life and more significant difficulty in personal decision-making, the elderly are generally less adaptable to hospitalization than younger patients. In some cases, the patient may prefer not to be hospitalized because their life expectancy is limited. Comprehensive geriatric assessment (CGA) is useful not only for predicting the prognosis but also for acquiring important information for estimating adaptability to admission. Furthermore, elderly people often develop hospital-related dysfunction(Hospitalization-Associated Disability) during hospitalization. Such disabilities include impairment of cognitive function, delirium, injury due to falling, disuse muscle atrophy, malnutrition, thromboembolism, excessive drug usage, iatrogenic infection and so on. In order to reduce the risk of such hospital-related dysfunction, it is necessary to prevent malnutrition and dehydration, avoid the patient becoming overly dependent on medical staff and limit poly-pharmacy as much as possible. In addition, their bedside environment should be arranged so that patient movement is as unrestricted as possible. To assist the patient in procedures necessary for life after discharge, appropriate discharge support must be given. In some cases, home treatment of acute disease can be arranged, thus avoiding hospitalization itself. Future research is expected to clarify the assessment of patients for whom home treatment would be suitable.

Keywords：高齢者の特徴，高齢者総合的機能評価 CGA，入院関連機能障害（hospitalization-associated disability），急性疾患の在宅治療（hospital at home）

それぞれの「疾患」を治療するうえでの入院適応というのは，各専門医で概ね同じようなものが想定されていると考えられる．しかし，「実際の個々の患者」の入院適応となると，必ずしも教科書通りにはいかない．特に高齢者では，さまざまな因子が関連し複雑である．本稿ではそれをできるだけわかりやすくひもときたいと考える．

1 高齢者の特徴

若年者であれば，外来治療よりも入院治療のほうが有益であると考えられるときには，入院治療が選択されるのが通例である．しかし，高齢者の場合，治癒できない疾患も多く，入院加療しても，入院前より状況を改善できない可能性がある．治療の場であったはずが，看取りの場になる可能性がある．そもそも高齢者は入院治療を希望していない方もおり，自宅で最期を迎えたいと希望している場合もある．その場合，"状態は悪いが入院加療としない" という若年者ではほとんどない状況が高齢者では多くある．

まず，高齢者は若年者と異なるいくつかの特徴がある．入院適応を考えるうえで問題となる高齢者の特徴を **Box 1** に示す．そのため，高齢者の入院適応は，疾患別の入院適応とは大きく異なると認識せざるを得ない．そもそも，入院させるかどうかという以前に，疾患別の教科書的な治療を行うべきかどうかという点から検討する場合が多い．

高齢者の治療における留意点であるが，まず，すべての疾患に対して教科書的な治療を行うわけではなく，治療の優先順位をつけることである．特に薬物療法においては，薬物の種類が増すほどに有害事象が増すという問題がある．障害が多臓器にわたっ

Box 4 Walter Prognostic Index（文献 2 より筆者改変）

	危険因子	ポイント
1．男性	男性	1
2．ADL		
	1-4 項目で介助必要	2
	5 項目で介助が必要	5
3．合併症		
	うっ血性心不全	2
	がん（転移なし）	3
	がん（転移あり）	8
4．入院時の検査所見		
	クレアチニン≧3 mg/dl	2
	アルブミン 3.0-3.4 g/dl	1
	アルブミン＜3.0 g/dl	2
ポイント	1 年以内死亡率	
0-1	4%	
2-3	19%	
4-6	34%	
6 以上	64%	

Box 1　入院適応を考えるうえで問題となる高齢者の特徴

①	余命が限られている
②	合併症が多い
③	生活障害を伴う場合が多い
④	自分で意思決定することが困難である場合が多い
⑤	治療や入院を希望しないなど患者の意思が明確である場合がある

Box 2　高齢者における治療方針の決定に必要な情報（文献1より筆者改変）

①	Evidence-based medicine：診療ガイドライン，勧告
②	臨床経験／病態生理（＝合併症）／余命
③	本人の意思・好み
④	家族や周囲の状況（社会資源）

Box 3　高齢者総合的機能評価（CGA）

①	生活機能：基本的日常生活動作，手段的日常生活動作
②	精神機能：認知機能，気分など
③	社会的状況：介護者，家族，公的サービスの利用状況，住宅環境，近隣環境

ている場合，一方の治療が，他方に悪影響を及ぼす場合も多い．各専門医どうしの密なコミュニケーションや処方の一元化が必要となる．

2 高齢者における治療方針の決定

　高齢者における治療方針の決定においては，診療ガイドラインに加えて，Box 2に挙げるような項目の検討が必要である[1]．個々の疾患の状態の評価に加え，患者の全体像の把握が必要となる．老年医学では，これを高齢者総合的機能評価：CGA(Comprehensive Geriatric Assessment）と呼んでいる（Box 3）．
　CGAは，生命予後を推定する重要なツールである．また，治療すべき疾患の優先順位の選択や，本稿のテーマである療養の場の選択（外来で治療するか，在宅で治療するか，入院で治療するか）に重要な情報を与える．高齢者における生命予後の予測であるが，退院時の状態から予測するスケールとしてWalter Prognostic Index（Box 4）を紹介する[2]．このスケールでみると，ADLが全介助というだけで，1年以内の死亡率は34％にものぼり，ADLがどれだけ生命予後に関与するかがわかる．CGAというと，ミニメンタルテストをしなければならないなど面倒な印象があるが，まずは，概ねの移動能力，概ねの認知機能，ADLが把握できれば十分である．初見時の診察の際に，歩けるか？　病歴は正確に話せるか？　ほっといても自分で用を足せるか？　を必ず観察する．
　しかし予後予測だけでは不十分で，最終的には患者や家族の希望や意思，あるいは社会的状況で大きく左右する．患者本人の希望や意思が治療に反映されるためには，まず十分な情報提供がなされていなくてはならず，またそもそも患者の判断力が保たれている必要がある．前述のように，判断力が低下してくれば，家族などが代理意思決定する場合もある．近年このプロセスは，意思決定支援，ACP(advance

care planning) という形で注目されつつある.

3 入院関連機能障害

入院関連機能障害は，何らかの急性疾患で入院治療を受けた際に，入院時と比較し退院時に新たに加わった機能障害とされる．Covinsky KE らは Hospitalization-Associated Disability という形で総説にまとめている[3]．具体的には，認知機能障害・せん妄，転倒，廃用性筋萎縮，栄養障害，血栓塞栓症，薬剤多用，医原性事故がある．これら入院関連機能障害は虚弱高齢者において頻度が高いことがわかっており，70歳以上の入院患者の3人に1人に発症するとされている[4]．例をあげれば，高齢者が肺炎に罹患したため，入院の上，安静，点滴加療したが，入院中にせん妄を併発し身体拘束を要し，その結果歩行困難な状態となったという具合である．原疾患（肺炎）の治療は済んでいるため退院させたいところだが，自宅は歩行困難な方を介護できる環境になく，あえなく転院になるという事態をこのような言葉で呼ぶとよい．

高齢者の入院適応の検討に際して，この入院関連機能障害も考慮する必要がある．入院関連機能障害の予後は不良であり，1年以内に41％が死亡，29％が1年後も障害が継続，わずか30％が発症前の機能状態に回復するのみとの報告がある[5]．場合によって

Box 5　入院関連機能障害と関連する諸因子（文献3より筆者改変）

1．入院前からの因子
年齢，移動能力，認知機能，ADL と IADLs，老年症候群（転倒，失禁），社会機能，うつ状態
2．入院中の因子
環境，行動制限，低栄養，薬剤多用，リハビリテーション
3．退院後の因子
環境，社会資源や地域の支援体制，退院支援の質

Box 6　入院関連機能障害の危険因子と発症の予測（文献6より筆者改変）

危険因子	ポイント
1．年齢　80～89歳	1
90歳	2
2．入院2週間前に	
IADL3項目以上介助	2
3．入院2週間の移動能力が	
歩行可能だが走れない	1
起立・歩行不能	2
4．入院時に介助のADL項目数	
2-3	1
4-5	3
5．転移性腫瘍，脳卒中	1
6．高度の認知機能障害	1
7．血中アルブミン濃度＜3.0g/dl	2
退院時にADL項目で新たに1項目以上介助が必要となる頻度	
0-1ポイント	9％
2-3ポイント	31％
4-5ポイント	44％
6ポイント以上	75％

は，入院治療という選択をすることによって，患者の予後が逆に悪くなるという可能性があると考えるべきである．

入院関連機能障害と関連する因子を Box 5 にまとめる．これらの因子を分析し，発症予測が可能となるようにスコア化したものを Box 6 に紹介する[6]．入院前に，入院関連機能障害の発症を予測し，十分な対応策を考えなければいけない．入院関連機能障害の予防のための方法として Box 7 のようなものがあるため参考にしたい．

4　在宅医療と高齢者の入院適応

さて，このような，入院関連機能障害の予防という意味で，急性疾患を在宅で治療するという選択肢が注目される．自宅という環境は，医療的な目が届きにくい一方で，前述の入院関連機能障害を予防しうる環境である可能性がある．

"Hospital at Home" ということで過去に行われた研究を紹介する[7]．急性期病院の救急外来において，市中肺炎，心不全の急性増悪，慢性閉塞性肺疾患の急性増悪，および蜂窩織炎の4疾患に診断された高齢者を対象に，従来通り入院加療した場合と，自宅に帰し，在宅医療チームが介入した場合で比較検討し

Box 7　入院関連機能障害の予防のための取り組み（文献3より筆者改変）

1．環境に配慮する
移動障害や認知障害の方が入院する専用のユニットを設ける
床を柔らかくする（カーペット敷く）
共用の食堂を作り，病室での閉じこもりを防ぐ
騒音を避ける対策を行い，夜の眠りを妨げない
見当識の強化（大きい時計，大きいカレンダー）
感覚の強化（眼鏡，補聴器，家族に話しかけてもらう）
2．移動を妨げない
安静指示は早く解除する，身体拘束をできるだけ防ぐ
ベッドの高さを下げて降りやすく　ベッドサイドに椅子をおき移乗しやすく
体外ルートを早期に抜去（点滴，酸素，カテーテル）
早期のリハビリテーションの導入
3．低栄養・脱水を防ぐ
絶食指示を早く解除する
水分や食事をとりやすいように配慮する
点滴ではなく給食から栄養がとれるようにする
4．依存状態にさせない
入浴，更衣，トイレの使用，移動など，
看護師が手をかすことで自立を妨げないように配慮する．
5．多剤併用を避ける
薬剤師をチームに加える
安易な鎮静剤の投与を避ける（非薬物療法を優先）
6．退院支援
自宅退院へ向けての支援を入院早期に開始する
自宅生活での本人，家族のニーズを把握する

た．在宅医療チームは具体的には，治療開始日を含めて毎日患家に赴き，また電話対応と臨時往診も24時間可能という体制をとる．まさに，日本の在宅療養支援診療所のイメージである．その結果，自宅で治療した場合のほうが，治療期間が短縮され，合併症も少なく，医療費も節約できたというのである．

このように，濃厚なケアが可能な在宅医療チームが存在するのであれば，高齢者においては安易に入院治療を勧めるのではなく，まず，在宅治療の可能性がないかを考えたほうがよいことになる．ただし，どのような状況が在宅治療に適しているかなど詳細についてはまだ明らかとなっていない．本邦においても，同様な研究が行われることを期待している．

引用文献

1) Lenis AC. Epidemiology of ageing and disability. Pricinple and Practice of Geriatric Medicine, Fifth Edition. John Wiley & Sons, 2012
2) Walter LC, Brand RJ, Counsell SR, et al：Development and validation of a prognostic index for 1-year mortality in older adults after hospitalization. JAMA. 2001;285(23):2987-94
3) Covinsky KE, Pierluissi E, Johnston CB：Hospitalization-associated disability: "She was probably able to ambulate, but I'm not sure". JAMA. 2011;306(16):1782-93
4) Gill TM, Allore HG, Gahbauer EA, et al：Change in disability after hospitalization or restricted activity in older persons. JAMA. 2010;304(17):1919-28
5) Boyd CM, Landefeld CS, Counsell SR, et al：Recovery of activities of daily living in older adults after hospitalization for acute medical illness. J Am Geriatr Soc. 2008;56(12):2171-9
6) Mehta KM, Pierluissi E, Boscardin WJ, et al：A clinical index to stratify hospitalized older adults according to risk for new-onset disability. J Am Geriatr Soc. 2011 Jul;59(7):1206-16
7) Leff B, Burton L, Mader SL, et al：Hospital at home: feasibility and outcomes of a program to provide hospital-level care at home for acutely ill older patients. Ann Intern Med. 2005;143(11):798-808

在宅患者の入院適応

Admission criteria of patients receiving home care

原　穂高　Hotaka Hara

愛媛医療生協家庭医療倶楽部〔〒791-1102　愛媛県松山市来住町1091-1〕
Ehime Seikyo Hospital
email：hotaka3dr@yahoo.co.jp

Recommendation .... 提言

- 在宅患者の入院適応を判断するにあたり医学的要素と，患者・家族・背景の要素を考慮すべきである．
- 医学的には一般外来同様の入院適応と考えて差し支えない．原疾患の臨床経過の予見が重要である．
- 患者・家族の在宅／入院に対する意思確認や看取り・死の準備，独居など社会背景についても考慮したい．

要旨

　別項で論じられているため，ここでは施設入居者ではなく，自宅療養する在宅患者を対象としたい．
　在宅といえども入院適応は医学的には外来と同様である．原則的には救命，回復のために判断をすることとなるが，しかし在宅は例外の宝庫である．医療倫理から外れず，それでいて患者・家族の希望に寄り添った対応が求められる．

Abstract

Since facility residents are already discussed in other sections, this paper touches on patients who receive care in their homes. Even though staying at home, from the standpoint of indication of admission, it is medically similar to outpatients. As a rule, it will be judged based on standpoint of life-saving and recovery, however, home care is full of exceptions. It is required that patients be treated based on their and their family's wish without deviating from medical ethics.

Keywords：在宅医療，予後予測，終末期の軌道モデル，多様性と柔軟性

事例

　88歳，男性．脳梗塞後遺症，胃瘻増設状態，認知症あり．要介護4，妻と二人暮らし．この3か月間に誤嚥性肺炎を2回起こしている．発熱38.2℃，痰が増えて息苦しそうにしていると夜22時に連絡があり臨時往診をした．全身状態はいつもより悪く見え，意識レベルはJCS Ⅱ-10，血圧122/76mmHg，脈拍84bpm，呼吸数28回・SpO₂ 88%・room air，体温38.8℃であった．身体診察では右背側底部にcoarse crackleを聴取した．頭頸部，腹部，四肢に目立った異常所見はなく，誤嚥性肺炎を発症したと考えられた．

　妻は入院が必要なら主治医の判断に任せたい，と在宅療養に強いこだわりはない．妻も高齢で骨粗鬆症と慢性腰痛症があり，子どもたちはみな県外に出ているため家族の介護力は手薄であった．これまで痰の吸引器は導入しておらず，指導も行っていない．

　このまま在宅で治療をするか，入院をしてもらうか．現場で判断を迫られた．

事例のその後

　酸素吸入，痰の吸引が必要な状況であり，深夜のため在宅酸素業者の手配は困難で，吸引手技も不確かになるため入院してもらうことになった．幸いにも提携している協力病院が快く引き受けてくれ，2週間後には自宅へ退院することができた．

　これまでは今後の病状の見通しについて説明してきたつもりであったが，DNR(Do not resuscitate order)を聞いていただけで，急性疾患などの対応に関しては具体的に詰めていなかった．常時低酸素血症でないため在宅酸素の導入は見送ったが，入院中に妻へ痰の吸引指導をしてもらい退院にあわせて自宅へ吸引器を導入した．

退院直前に病院で入院主治医らと，今後の見通しと方針について妻やケアマネ，訪問看護など在宅に関わるスタッフと合同でカンファレンスを行った．

在宅患者の入院適応

　定期訪問している在宅患者が入院の適応となるのは，1) 病状悪化，急性疾患，2) 介護環境の急変，3) 精密検査の3つの場合であり，一般の外来通院患者とは異なる検討が必要である．1) 病状悪化，急性疾患に関しては後ほど考察するとして，後者2つについて先に述べる．

　2) 介護環境の急変．患者の病態は安定していても介護者の条件が変化した時に在宅療養を一旦中止せざるを得ない場合がある．例えば主介護者が入院することも老老介護の現状ではよくある．介護疲れを予防するためには計画的にショートステイを利用するのが一般的である．しかし経管栄養や気管切開，吸痰など医療度の高い患者の場合，介護施設では受け入れてもらえずやむを得ず病院を利用することもある．

　3) 精密検査．病状がある程度安定していても，診断が未確立の問題点を詰める目的での検査が入院適応となる場合がある[1]．

在宅という環境の特性

　現代の外来や救急外来と比較すると，在宅では限られた資源で診断，治療，入院適応を判断しなければならない．また深夜や休日など通常診療時間外であっても対応を求められる．

　一般的に臨床判断は，患者・家族および医師の特性，制約因子，エビデンスの3つにより規定されると言われる．在宅での評価が，外来や病棟と比べて特徴的でありまた困難であるのは以下の3つの理由による．**1) 対象の特性**．何らかの障害を持ち，長期ケアが必要な人，末期がん患者，終末期非がん患者を対象としている．**2) 制約因子**．容易に検査を実施できない．高齢者では症状と疾患が結びつかず，身体診察で得られる情報が多くないため通常の診察だけでは十分な情報が得られにくい．虚弱あるいは終末期の患者に対して侵襲的な検査は困難であり，緩和的な検査手技の範囲内で行わなければならない．**3) エ

ビデンスの不足．在宅医療で応用可能なレベルの高いエビデンスはまだ少ない．今後の集積を待ちたい．

在宅における病状悪化や急性疾患の特性

　在宅で発生する急性疾患は感染症が多く，肺炎なら嚥下障害と，尿路感染症なら排尿障害と関連しているように，各種基礎疾患による局所的，構造的障害が原因になる場合が多い．事前にしっかりとした総合的評価をしておくと急性期の判断の手がかりになる．非典型的・非特異的な症状が多く，疾患と結びつきにくいのが特徴であるが医師にとって制約が多い分かえってチャレンジングな環境と言える．また転倒による骨折についても他覚所見から診断できるようにしたい．

　在宅患者の特性として臨床経過は固有のものであり個別性が高い．しかしながら終末期の大まかな自然経過については疾患の種類によりおよそ3通りに分けられ，終末期の軌道モデルとして知られている．Box 1 に代表例を示す．①は**がんのモデル**で，長い間比較的状態は保たれ最期の1～2か月でがん共通の症状が現れ急激に状態が悪化する．予後の予測がある程度可能となる場合が多い．②は**慢性心不全やCOPDなど臓器不全のモデル**を示している．急性増悪と改善をくり返すためイベントが起こった際それが終末期なのか治療可能な急性増悪なのか区別が難しい．③は**認知症・老衰のモデル**で，ゆっくりと全身状態が悪化していく．習熟した医師には容易かもしれないが，一般に予後予測は難しい．

　概して，①がんの臨床経過は終盤になると一定の共通性・法則性がはっきりしてくるため，終末期の判断がある程度可能であることに対して，②，③の非がん疾患は機能が低下する臓器が様々で疾患ごとに軌道が異なり，共通性や法則性が乏しいため終末期の予後予測は大変困難である．そのような診療の不確かさを軽減し，現場の医師や患者の意思決定をサポートするため，予後を予測する指標 (Clinical prediction rule) が各種開発されている．各々エビデ

Box 1. 終末期の軌道モデル

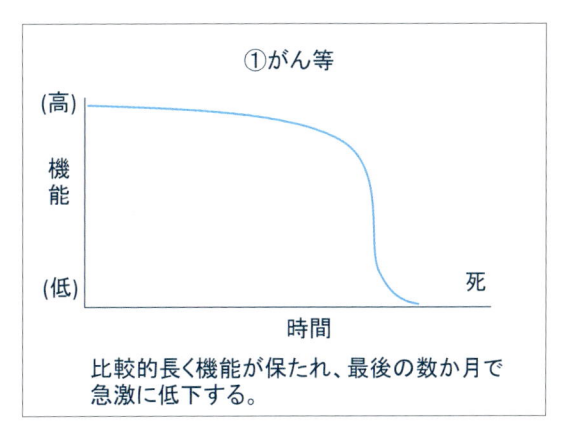

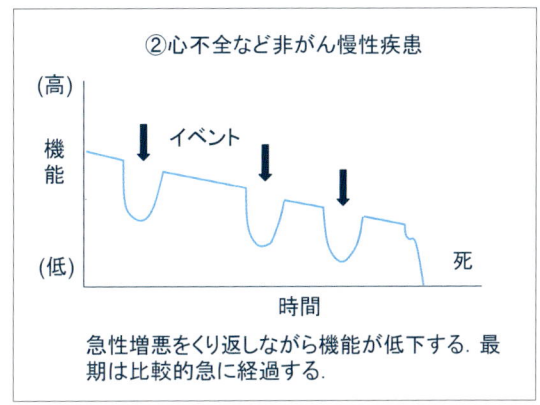

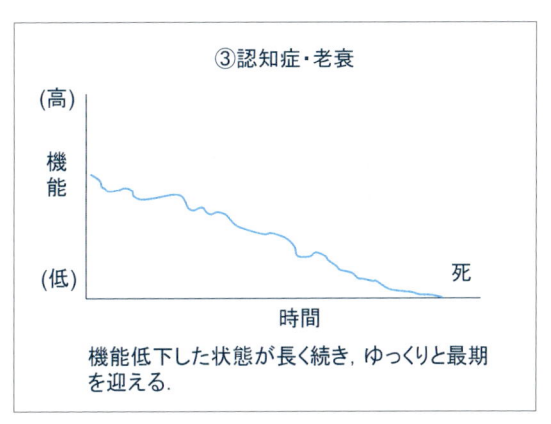

①がん等

比較的長く機能が保たれ，最後の数か月で急激に低下する．

②心不全など非がん慢性疾患

急性増悪をくり返しながら機能が低下する．最期は比較的急に経過する．

③認知症・老衰

機能低下した状態が長く続き，ゆっくりと最期を迎える．

ンスが集まりつつあるが実際には疾患毎で複数の予後予測指標と，医師の臨床的判断を組み合わせ，くり返し評価するしかない[2,3,4]．

　また在宅では純粋な医学的判断だけでなく，本人・家族の意向や社会背景が意思決定に大きく関わることも特筆すべきである．最期まで在宅で療養を希望する場合もあり，多種多様な状況に応じられる柔軟性も求められる．希望に添うように努力するが，一

方で回復可能な疾患については有益な治療を，連携を通じて実現する努力も当然求められる．

家族が死ぬかもしれない，という死の覚悟がまだない場合や，急変時の対応において本人・家族の意志が確認できていない場合は入院を勧めるべきと考えられる．独居などの理由で経過観察したくてもできない場合も入院適応と考えられる．

限られた医療資源を効果的に配分することも在宅医の使命の一つである．入院するか在宅で診るかは，病院か在宅関連機関のどちらかの負担が増すこととトレードオフである．病院側からは見えにくいが，在宅医が質の高い診療をして入院を減らすことは病院勤務医の負担を軽減することにつながっている．

まとめ

在宅患者の入院適応と言っても，医学的には外来患者の入院適応と本質を同一にしている．逆説的であるが，在宅患者の入院適応外という条件を思惟するに，まず医学的適応がないケース，または本人が絶対に病院に行かない，というケースが挙がる．すなわちそれ以外の原則的に入院しないと治らない患者はみな入院適応というところがスタート地点と言える．そこに在宅ならではの文脈が加わり，その時その場のその患者ごとの入院適応の判断が必要となる．在宅ではそのために考慮すべき要因が多くて大きいため，導入期から予後に関する見通しをくり返し伝え，患者・家族とよく話を重ねておきたい．

予見できた臨床経過であっても，想定外の急変であっても，在宅に帰って来るという目的を果たすための入院はあり得る．

最後に付け加えるとしたら，「絶対に入院しない！」という患者でも入院医療を受ける権利を提示したほうがよいと筆者は考える．それで固辞されたら「…ですよねぇ．お家がいいですよね．」と続けたらいいのだから．

引用文献

1) 川人明：今日の在宅診療　医学書院　2002 年
2) 川越正平：在宅医療バイブル　日本医事新報社　2014 年
3) 平原佐斗司：在宅医療の技とこころ チャレンジ！非がん疾患の緩和ケア，南山堂，2011
4) Joanne Lynn: Serving patients who may die soon and their families. JAMA. 2001;285(7):925-932

参考文献

① 小畑 達郎，他：在宅医マニュアル，医歯薬出版，2013（各疾患ごと入院適応に関するポイントが記載されていて，他にもかゆいところまで手が届く教科書）
② 和田 忠志：在宅医療の技とこころ，在宅医療臨床入門，南山堂，2009（まさしく在宅医療の基本のキの字から学ぶための本）
③ 徳田 安春：バイタルサインでここまでわかる！OK と NG　Generalist Masters ③　カイ書林，2010（制約が多い在宅セッティングでバイタルサインを役立てるために知っておきたい基礎知識）
④ 特集エマージェンシーの予兆を察知する．medicina　2013 年 4 月号（リスク評価という観点から，急変が起こる前の初期の兆候に焦点を当てた特集）
⑤ Jerry L: Discussing End-of-Life care with your patients. Fam Pract Manag. 2008 Mar;15(3):18-22　http://www.aafp.org/fpm/2008/0300/p18.html　http://www.aafp.org/afp/topicModules/viewTopicModule.htm?topicModuleId=57（上記論文をはじめとする American Family Physician の End-of-Life Care に関する特集．流し読みだけでもしておきたい）

患者背景による入院適応の判断－私はこう考える
生活困窮者の入院適応

Admission criteria of the poor and needy

臺野　巧　Takumi Daino

勤医協中央病院〔〒007-8505 札幌市東区東苗穂5条1丁目9番1号〕
Kin-ikyo Chuo Hospital
email : dainotakumi@gmail.com

Recommendation　……………………………………………………　提言

- わが国の生活困窮者を増えており，救急外来において彼らの入院適応を考えることは切迫した重要な問題である．
- 生活困窮者の受け入れに関するその医療機関のポリシーを明確にし，病院スタッフ全員に徹底しておくことが重要である．
- 生活困窮者の数が増えている現状で受け入れを制限するのは非現実的であり，プロフェッショナリズムの観点からもむしろ積極的に受け入れるべきである．
- 家庭医・病院総合医は，生活困窮者の状況を把握しつつ，帰宅させた場合の転帰を予測し，医学的に入院適応を判断することが重要である．

要旨

　わが国の生活困窮者は増えてきている．家庭医・病院総合医は，生活困窮者の状況を把握しつつ，帰宅させた場合の転帰を予測し，医学的に入院適応を判断することが重要であるが，医学的に適応のない入院は避けるべきである．さらに，入院するかどうかに関わらず，生活困窮者の人権・意向を尊重しつつ医師・コメディカルがチームとして取り組むことが必要である．

Abstract

There is a growing population of poor and needy citizens in this country. It is therefore becoming increasingly important for generalists to determine the need for admission of poor and needy patients based on assessments of potential outcomes if not admitted, while avoiding unnecessary admissions. In either case, a team approach by the medical staff and respect of the patients' human rights are necessary to deal with medical problems of the poor and needy.

Keywords：入院適応、生活困窮者、生活保護、家庭医、病院総合医

背景

　わが国の生活困窮者は増えている．年収 200 万円以下の勤労者は 3 割近くにのぼり，世帯主でも 1 割を超えている．生活保護受給者数は増大してきており，2011（平成 23）年に過去最高を記録し，その後も増加傾向が続いている[1]．生活困窮者が医療機関を受診する際の最初の窓口は救急外来になることが多く，その際に入院適応とするかどうかの判断をわれわれ医師は迫られる．日本の現状を考えると，生活困窮者の入院適応を考えることは極めて切迫した，かつ重要な問題といえる．

事例　65 歳男性

　もともと母親と暮らしていたが，一年前に母親を亡くしてから親の財産を切り崩す生活となった．徐々に生活が困窮し 1 か月前から食事を食べなくなり，水道水を飲んでいたが 1 週間前から咽頭痛のため飲み込むことができなくなり，数日前から這って移動することしかできなくなっていた．家賃の滞納があったため患者の兄に連絡が入り，管理会社を伴って訪問したところ，部屋で倒れていたため救急搬送され受診となった．

　るい痩が著明で，収縮期血圧 90mmHg，脈は 94/分，体温 36.0℃，SpO_2 は室内気で 98% とバイタルサインは比較的保たれていた．口腔内および腋窩の乾燥があった．咽頭痛で発語はほとんど出来なかったが，身振りなどで意思疎通は可能だった．高度脱水，低栄養が疑われ，入院適応と判断され，入院となった．健康保険は無く，生活保護も受けていなかった．翌日，本人の了承を得て，MSW（医療ソーシャルワーカー）から生活保護課へ申請の連絡を行った．補液により脱水は徐々に改善した．すぐに食事を食べることは出来なかったが，半消化態栄養剤から徐々に摂取するようになり，最終的には食事摂取可能となった．栄養状態が改善するにつれてリハビリテーションも進み，入院からほぼ 10 日間で ADL も自立となった．

　回復期リハビリ病棟に転棟し，リハビリテーションを行いながら，退院先の調整を行った．調整の際には，患者の兄が協力してくれた．入院から 17 日目に生活保護決定の連絡が入った．もとの家から転居する形で配食サービスのある新居の調整がつき，入院から 39 日目に退院となった．

事例の問題点，事例から考えられる問題点

　これは筆者が所属する病院での事例である．当院は「無差別平等の医療」を病院の理念として掲げており，生活困窮者の受け入れを積極的に行っている．したがって，生活困窮者であることを理由に救急隊からの受け入れ要請を断ることはない．しかし，健康保険がなく生活保護も受けていない患者は医療費の回収が困難なことも多く，受け入れを敬遠する医療機関も少なくないのが現状だろう．しかし，背景のところでも述べた通り，生活困窮者が増加している現在，救急外来を行っている病院でこのような患者を受け入れないのは非現実的である．

　この事例は，高度の脱水による全身状態の悪化があったため，入院適応という点であまり迷うことはなかった．外来で担当した医師もすぐに入院適応と判断し，かつ生活困窮者であることも認識しており，健康保険がないことや生活保護受給者でないことも把握していた．さらに，MSW への連絡が必要であることも診療録に記載していた．しかし，MSW から生活保護課への連絡は，救急外来受診の翌日になっている．生活保護の決定は後日になるが，保護課への連絡があった日を保護申請書の提出のあった日とみなされるので，本人の意思が確認され次第，可及的速やかに保護課に連絡を入れることが重要である．この連絡が遅れると，その間の医療費の問題が発生し，患者本人および医療機関にとって負担になってしまうおそれがある．入院させるべきかボーダーラインの時に，入院適応が問題になってくる．われわれ家庭医・病院総合医に求められるのは，患者の生活背景・生活状況を把握しつつ，帰宅させた場合の転帰を予測し，医学的に入院適応を判断することで

ある.

　本事例では，退院後の生活の場を決定する際に患者の兄が協力してくれたことで比較的スムーズに調整がついたと考えられる．しかし，生活困窮者の場合協力してくれる親族がいない場合が多々あり，その場合は，自治体やNPO法人のサポートが必要になることもある．

　患者のADLは比較的早期に自立まで改善したが，実際の退院までに39日間を要している．回復期リハビリ病棟を有している病院だったため，そちらの病棟に移った上でリハビリテーションを継続しながら退院日を待つ形に出来たが，急性期病棟のみの病院であれば転院が必要になってくるだろう．しかし，なかなか転院調整がつかないことも少なくなく，その場合急性期病院の病棟を長期間占拠してしまうという問題が生じてくる．

生活困窮者への入院適応およびその周辺についての提言

生活困窮者の受け入れに関する医療機関の考え・ポリシー

　入院適応の前に生活困窮者の受け入れについて，各医療機関の考え方が重要と考える．前述のとおり，生活困窮者が病院を受診する際に救急車での受診が多くなることが予測される．救急車での受診は通常の外来と違って事前に電話による受け入れ要請があり，その時点ですでに生活困窮者であることがわかることも多い．主に医師がこの時点で受け入れるかどうかの判断を迫られることになるが，個人的な使命感で受け入れ決定を下したとしても，さまざまな困難がある生活困窮者を受け入れたことに対して同僚の医師やコメディカルから批判を受けてしまうようでは問題である．やはり医療機関としてこのような生活困窮者の受け入れに対してのポリシーを明確にし，病院スタッフ全員に徹底しておくことが重要である．家庭医・病院総合医の教育に携わっている指導医はこのような点について院内のコンセンサスを形成するように努める必要がある．これは筆者の個人的な見解だが，生活困窮者が増加している現在においてその受け入れを制限するのは極めて非現実的であり，プロフェッショナリズムの観点からむしろ積極的に受け入れるべきと考える．2002年に欧米の内科学会が合同で提唱した「新ミレニアムの医療プロフェッショナリズム憲章」の「プロフェッショナルとしての10の責務」の中に，「医療へのアクセスを向上させる責務」が謳われており，その内容は「**医師および医師団体は医療へのアクセスの平等性を確保することに努めなければならない．患者の教育程度，法体制，財政状態，地理的条件，社会的差別などが，医療へのアクセスに影響してはならない**」となっている[2]．家庭医・病院総合医はその最前線に居続けるべきであろう．

生活困窮者の入院適応とその周辺

　前述のとおり，問題となるのは入院適応かどうかがボーダーラインの時である．その際に，その患者を帰宅させた時の転帰がどうなるのかについて想像することが重要になる．そのためには，患者の生活背景・生活状況の把握が必要になる．家庭医・病院総合医に求められるのは，患者の生活背景・生活状況を把握しつつ，帰宅させた場合の転機を予測し，医学的に入院適応を判断することである．生活困窮者で生活が破綻しているような場合，帰宅させた後にさらに病状が悪化し，重症化や最悪死に至る転機が予測されることもある．したがって，入院適応の基準は通常よりも低めになることが多いかもしれない．しかし，医学的に必要のない入院は避けるべきである．それは医療の問題ではなく，福祉の問題だからである．家庭医・病院総合医の育成に携わっている指導医は，研修医が生活背景・生活状況を把握した上で入院適応の判断ができているかどうかについて評価指導することが望ましい．

　また，入院になるかどうかは別として生活困窮者が受診した際には，医師・看護師だけではなくMSWの介入は必須である．しかし，MSW個人に押しつけることなく医師も含め病院全体で対応するという認識が重要である．病院によっては，救急外来にMSWを常駐させているところもある．現時点で救急外来

にMSWを常在させることの明確なエビデンスはないが，その重要性や期待されるメリットについて指摘している論文もある[3].

生活困窮者入院後の対応

入院後のことは本項の主題である「入院適応」から離れるので簡単にだけ触れておく．生活困窮者が入院した場合，入院が長期化することが多い．とくにホームレスの事例では退院先の住居がないため，退院援助に際し福祉事務所やNPO法人などさまざまな団体との連携が必要となり，時間と労力がかかる．医療制度の改定により，急性期病院では長期間の入院が困難なため，療養型病院への転院が必要になることもある．家庭医・病院総合医は，まず治療のゴールを明確に設定し，その後の退院調整をMSW任せにせず，制度・システムに精通しチームの一員として役割を果たすように努力すべきである．

最後に

米国家庭医療学の祖G. Gayle Stephens MDの著書，「The Intellectual Basis of Family Practice」の中に，"A Decalogue for Family Practice Residents Entering Practice"（研修を終えて現場に出る家庭医療研修医のための十戒）と題された付録があり，その中の一つに "Find some way to practice charity; willingly give a part of your services consistently to those who cannot pay. 慈善を実践する何らかの方法を見つけよ．あなたの能力を継続的に，払えない患者に喜んで提供しなさい．" というものがある．家庭医・病院総合医は積極的に生活困窮者の医療に携わるべきと筆者は考える．

引用文献

① "社会保障審議会生活困窮者の生活支援の在り方に関する特別部会報告書について．"厚生労働省
② Medical professionalism in the new millennium: a physician charter. Ann Intern Med. 2002; 136(3): 243-246
③ Bywaters P, McLeod E. Social care's impact on emergency medicine: a model to test. Emerg Med J. 2003; 20(2): 134-137.

参考文献

1) 佐々木亮，木村昭夫：ホームレスが救急外来に来たら．JIM. 2008; 18(4): 296-301
2) 岩崎正次：医療場面におけるホームレス患者への援助．JIM. 2008; 18(4): 316-317
3) 小嶋一：Vulnerable populationへの公正なケアの提供についての教育方法．JIM. 2008; 18(4): 318-320
4) G. Gayle Stephans：The Intellectual Basis of Family Practice. 1982

施設入所者の入院適応

Hospitalization criteria applied to nursing home residents at acute care hospitals

仲里信彦　Nobuhiko Nakazato

沖縄県立南部医療センター・こども医療センター　総合内科
〔〒 901-1193　沖縄県島尻郡南風原町字新川 118-1〕
Nanbu Medical Center / Nanbu Child Medical Center
email : nobnakazato@me.au-hikari.ne.jp

Recommendation ･･ 提言

> 施設入所者の入院適応を考える際には急性の身体疾患だけではなく，施設の状況，既往歴を含めた患者自身の背景も考慮しなければならない．

施設入所者の終末期医療も急性期病院への入院が行われることがある．施設側と急性期病院での医療従事者側のコミュニケーションにより入院適応を決定していく必要がある．

要旨

　施設入所者の急性期病院の入院適応を考える上で大切なことは，高齢者施設の現状を知ること，高齢者特有の疾患の特徴をしっかりと把握することである．医師は施設入所者の急性疾患に対応するときには，身体疾患のみならず，認知機能含めた心理・社会的問題まで含めて考慮しなければならない．さらには，終末期医療の問題点も挙げられる．これらの諸問題に対応するためには，旧来の患者-医師間関係と同様に施設側と入院病院側の医療従事者のコミュニケーションが必要である．

Abstract

When we consider hospitalization to acute care hospitals for nursing home residents, it is important to understand the current situation of the residential facilities and to know the elderly-specific condition.
We as physician need to consider not only physical aspects but also psychosocial aspects, including cognitive function of the elderly, when dealing with their emergency department visits and hospitalizations. Also added are the various issues concerning end-of-life care.
In order to facilitate handling of such diverse issues, there needs to be thorough and effective communication between staffs of the acute care hospital and their counterparts at the nursing home.

Keywords：施設入所者，高齢者施設，急性期病院，老年病 / 老年症候群，終末期医療

はじめに

施設入所者の入院で議論となるのは，一般的に定期外来通院の患者が検査入院する事例より，急性期病院の救急外来を経由して病棟入院となる場面が多いのではないかと考えられる．本稿では施設入所中の高齢患者の急性期疾患を発症し，急性期病院へ入院する際の適応および問題点を中心に述べていきたい．

日本の高齢者施設

厚生労働省の『介護サービス施設・事業所調査の概況』[1]によると，介護保険施設は介護老人福祉施設（特別養護老人ホーム），介護老人保健施設（老人保健施設），介護療養型医療施設に分けられる．それぞれの施設基準(Box 1)と施設数と定員の現況(Box2)を示す[1)2)]．施設数や施設基準を知ることによって，各施設における看護体制や医学的管理の程度を把握することが可能である．施設における医療従事者の量的な問題（患者対応の質的ではない）を理解することは，施設入所中の患者の急性期病院への入院か帰宅の判断基準の手助けとなる．これらの施設基準から考えると急性疾患の医学的管理が必要な場合は，各施設では困難な状況であることは容易に想像できる．

高齢患者における救急疾患の特徴

一般的に物作りの過程では均質な製品を効率よく生産することを目標に標準化される．医療においても一部疾患や病態，特に外来診療において EBM を使用し，効率良く患者治療を行う方法がよく取り沙汰される．しかしながら，医療の対象である人間は大きなばらつきを有し，ことに介護が必要な高齢患者はその年齢や基礎疾患により，個々人の全体像は全く異なっているため"○○ガイドライン"を利用した単一な方法論のみでは治療介入は困難である．

高齢患者がある主訴を持って来院する時，診察お

Box 1　介護保険施設等の主な基準

	介護老人福祉施設（特別養護老人ホーム）	介護老人保険施設（老人保健施設）	介護療養型医療施設	認知症高齢者グループホーム
平均要介護度[1]	3.83	3.29	4.36	2.65
平均在所日数[2]	1,465.1 日	277.6 日	427.2 日	865 日
対象者	常時介護が必要で在宅生活が困難な要介護者	病状安定期にあり，入院する必要は無いが，リハビリテーションや看護・介護を必要とする要介護者	病状が安定している長期療養患者であって，カテーテルを装着しているなどの常時医学的管理が必要な要介護者	認知症の診断を受けた要介護者（主に要支援2～要介護）である人
主な職員配置基準　医師	1人（非常勤可）	1人（100人当たり）	3人（100人当たり）	
看護職	3人（100人当たり）	9人（100人当たり）	17人（100人当たり）	
介護職	31人（100人当たり）	25人（100人当たり）	17人（100人当たり）	31人（100人当たり）
理学療法士(PT)，作業療法士(OT)		PTまたはOTが1人以上（100人当たり）	PTまたはOTが適当数	
機能訓練指導員	1人以上（100人当たり）			
生活（支援）相談員	1人以上（100人当たり）	1人以上（100人当たり）		
介護支援専門員	1人以上（100人当たり）	1人以上（100人当たり）	1人以上（100人当たり）	1人以上（100人当たり）

1) 平均要介護度は、厚生労働省「介護給付費実態調査」（平成21年審査分）から算出
2) 平均在所日数については、厚生労働省「介護サービス施設・事業所調査」

Box 2 平成24年度 介護保険施設の状況 参考文献[1]より引用

	施設数	定員（人）	1施設あたりの定員（人）
介護老人福祉施設	6,590	475,695	72.2
介護老人保険施設	3,931	352,182	89.6
介護療養型医療施設	1,759	76,435	43.5

よび検査の結果から単一疾患ではなくて多臓器に予期せぬ病変が発見されたり，互いが影響し合う複合性疾患が見つかることを良く経験する．また，それら疾患も実際には慢性疾患である場合でも，それらに感染症，医原性疾患を契機とした急性疾患を合併することでさらに基礎の疾患が悪化するという"慢性疾患の急性増悪"が起こりうる．

以下に高齢者の急性期疾患の特徴を示す．

1) 複合性疾患：肺炎と心不全のような関係のように合併しやすい疾患，多彩な症状が一つの臓器だけではなく多臓器の疾患から生じる．
2) 臓器予備能が低下しているために単一疾患が原因でも経過中に新たな疾患が発症することがある．（例えば肺炎で入院中に脳梗塞を合併する）
3) 症状が非典型的で診断の遅れや誤診される可能性もある．（肺炎でも熱が出ない，心筋梗塞でも胸痛が乏しい）
4) 多臓器不全に陥りやすい．
5) 身体疾患のみならず，認知症・抑うつ・せん妄など精神疾患を合併することが多い．治療拒否やその精神疾患に対応することが一番の問題点となることも多い．
6) 老年病（高齢者に多発し，比較的特有な疾患：アルツハイマー型痴呆，骨粗鬆症，白内障など），**老年症候群**（身体および精神機能が低下した患者に特有の症候・障害：痴ほう，譫妄，転倒，失禁，褥創，寝たきり，脱水，低栄養，医原性疾患など）を合併することが多い．
7) 疾患だけではなく，それにより日常活動度が低下して要介護の状況が悪化する．
8) 医原性疾患も多く見られる．多数の医療行為を受けることがあり，その合併症やpolypharmacyなどがある．臓器予備能が低下しているのでそもそも医療行為に対する安全域が狭い．

施設入所者と救急疾患対応

施設における高齢患者は介護が必要な状態であることが多く，多くの基礎疾患を有していることが多い．Box1にも示したように各施設の平均要介護度は3以上であり，医療を行うための医師や看護師の配置は非常に少なく，救急疾患が入所者に発生した場合は急性期病院への転院を余儀なくされることがある（Box 3, 4)[3)4)]．その理由として，①すぐに医療機関に搬送することが可能なため，②検査・治療に十分な設備を確保できない，③十分な医療スタッフを確保できないなどが挙げられている．

単純な急性期疾患に罹患して施設内で治療可能と思われても，介護度の高い高齢患者の場合，複合性疾患や予備能の低下により治療困難になる場合が想像できる．また，協同生活の場では伝染性の疾患（インフルエンザなど）の場合も，その伝播を抑制するにも難渋する状況がある．

このように施設入所者が急性期疾患により急性期病院へ搬送される対応する場合，介護度が高く，基礎疾患を有する高齢患者の医学的な問題や医療行為を行うための人材，設備の問題など背景にも十分に配慮していかなければならないと考える．

ところで，急性期病院への搬送の一番の理由に"すぐに医療機関へ搬送することが可能なため"が挙げられている点の詳細内容は不明だが，施設入所中の患者を診察することなく，搬送されているのであ

れば問題であろう．もしそれが主であれば，単に問題点を横流ししているだけで，急性期病院との軋轢を生み出しかねない．

急性期病院における施設入所者の入院適応

急性期病院，特に救急医療の場では患者の急性期の身体治療を中心に行われる．急性期病院で可能な治療・看護・介護の視点から，施設患者の継続治療を考える傾向にある．施設入所中の患者の基礎疾患を含めた全体像や問題点を把握することなく，入院適応はないとの判断のもと施設へ帰院することが起こりうる．施設入所者の疾患のみならず，周辺状況の問題点が置き去りにされる．

また，入院の適応がある場合でも，①患者の帰宅欲求を鵜呑みにする（認知高齢患者は特に帰宅欲求が強い），②認知症の周辺症状を身体治療よりも優先してしまう，③処置やケアの拒否や抵抗から帰宅させてしまうこともある．入院ケアにおいて，身体疾患のみならず社会・心理的問題も寛容に支えてくれるバックアップ医・看護師・他のコメディカルの存在がなければ，これらの問題の解決は困難であることもまた事実である．

施設入所者の入院の判断には，①高齢者疾患の正確な判断，②最適な治療や介護環境の選択（身体疾患に関しては急性期病院，患者の精神的安定が重要であれば元の施設へ），③予後や結果の予測，④経時的な臨床的，機能的変化の把握，④服薬コンプライアンスの予測が必要である[5]．これらの問題点を解決するために，疾患の身体的問題点に関する入院の適応は閾値を下げて対応した方が良い．"○○ガイドライン"の入院適応のみで判断することだけは避けたい．

ところで，高齢者の多彩な訴え，長い病歴，何が問題なのかもはっきりしない場面では，多忙な救急診療を含む外来においては対応が困難である．医療者が余裕を持ち患者や家族と接することで病歴聴取が可能になることも多いし，時間をかけることで

Box 3　介護老人福祉施設の救急搬送　文献 3

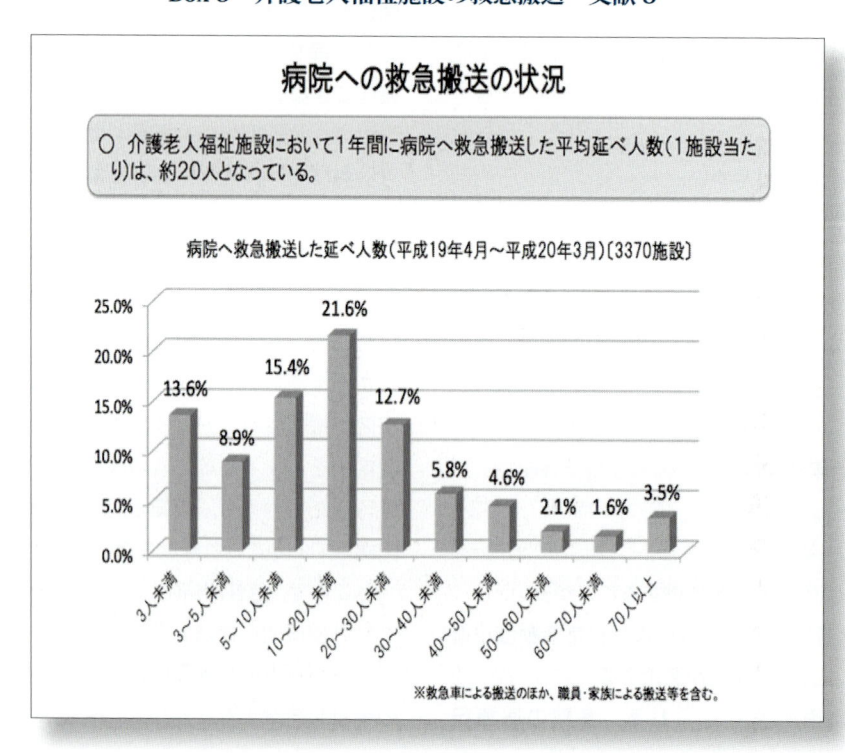

Box 4　介護老人保健施設の医療行為の実施状況　文献4) より引用

医療機関への搬送の状況について

○介老人保健施設の入所者に比較的よく発生する事態とその対応についてみると『肺炎』が多く発生し，7割は医療機関に転院していた．

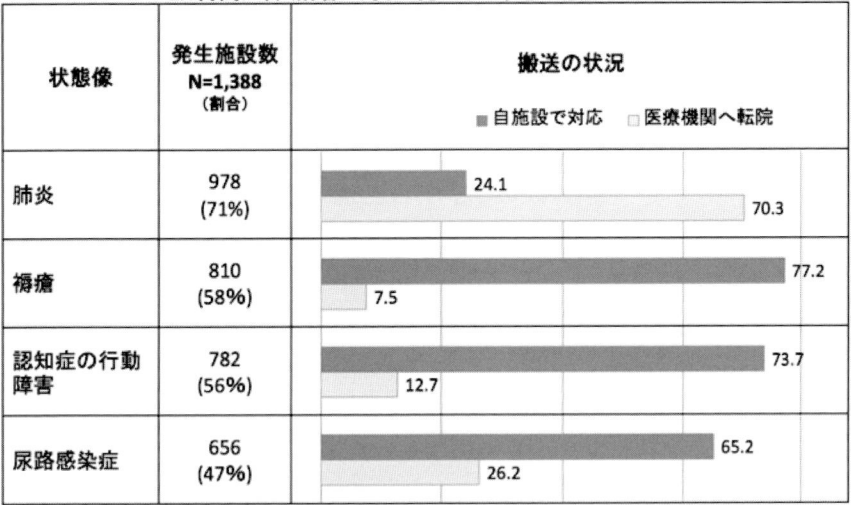

2カ月間に、入所者に対して発生した事態と施設の対応

状態像	発生施設数 N=1,388 (割合)	搬送の状況（■自施設で対応　□医療機関へ転院）
肺炎	978 (71%)	24.1 / 70.3
褥瘡	810 (58%)	77.2 / 7.5
認知症の行動障害	782 (56%)	73.7 / 12.7
尿路感染症	656 (47%)	65.2 / 26.2

肺炎等に対する医療行為の実施状況について

○肺炎や尿路感染を強く疑う場合であっても，施設内で医療行為を実施しない理由としては，すぐに医療機関へ搬送することが可能」が大半を占めた．

肺炎や尿路感染を強く疑う場合であっても、施設内で医療行為を実施しない理由【複数回答】

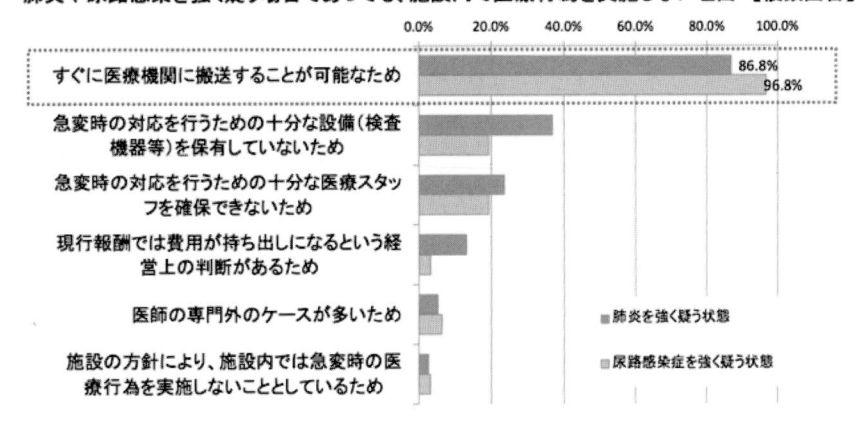

- すぐに医療機関に搬送することが可能なため: 86.8% / 96.8%
- 急変時の対応を行うための十分な設備（検査機器等）を保有していないため
- 急変時の対応を行うための十分な医療スタッフを確保できないため
- 現行報酬では費用が持ち出しになるという経営上の判断があるため
- 医師の専門外のケースが多いため
- 施設の方針により、施設内では急変時の医療行為を実施しないこととしているため

■ 肺炎を強く疑う状態
□ 尿路感染症を強く疑う状態

Box 5 看取り希望と搬送の状況

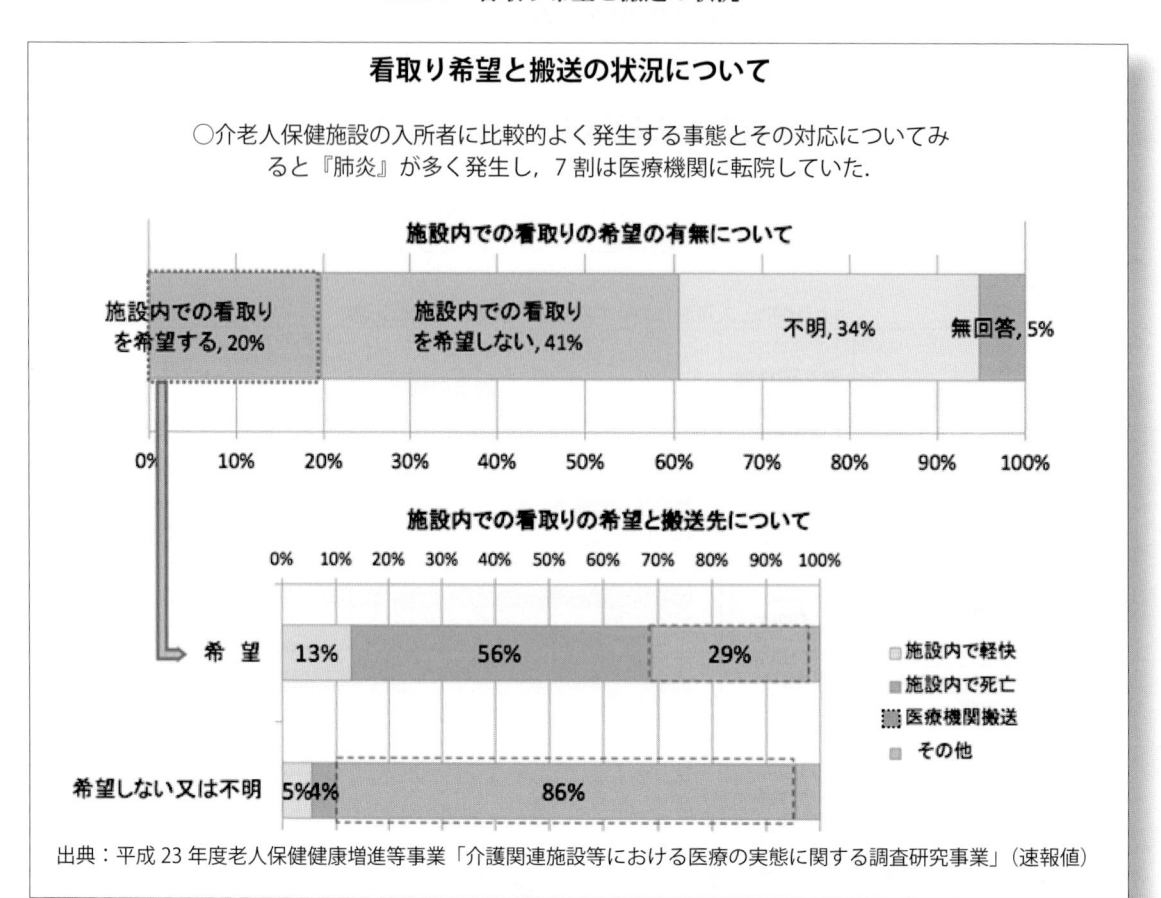

看取り希望と搬送の状況について

○介護老人保健施設の入所者に比較的よく発生する事態とその対応についてみると『肺炎』が多く発生し，7割は医療機関に転院していた．

施設内での看取りの希望の有無について
- 施設内での看取りを希望する，20%
- 施設内での看取りを希望しない，41%
- 不明，34%
- 無回答，5%

施設内での看取りの希望と搬送先について
- 希望：13%（施設内で軽快），56%（施設内で死亡），29%（医療機関搬送）
- 希望しない又は不明：5%，4%，86%

凡例：施設内で軽快／施設内で死亡／医療機関搬送／その他

出典：平成23年度老人保健健康増進等事業「介護関連施設等における医療の実態に関する調査研究事業」（速報値）

情報が整理でき，問題点が明らかになることがある．そのため，筆者自身の個人的な考えではあるが，入院の閾値を下げ，ゆっくりと対応する"急がば回れ"的な考えも大切である．

施設からの入院と終末期医療

施設からの患者入院に関して，急性期病院で診療する医療従事者として考えさせられる状況に終末期医療がある．一般的に終末期医療とは癌患者の場合，"6か月以内に死亡すると認められた時点から終末期"といわれる．日本老年医学会は"病状が不可逆的かつ進行性で，その時代に可能な最善の治療により病状の好転や進行の阻止が期待できなくなり，近い将来の死が不可避となった状態"と立場表明している．高齢者においては，癌のみならず，COPD・心不全・肝不全・腎不全などの身体疾患だけではなく，脳血管障害や骨折に伴うADLの著明な低下，認知症の高度な進行に伴って予後が非常に悪いと予想される老年病・老年症候群を合併していることが多い．これら疾患を基礎に持つ高齢者が，慢性疾患の急性変化やその他の急性疾患，特に感染症の合併などで容易に全身状態が悪化し，なすすべもなく死亡することも多く経験する．このような状況も終末期医療に準ずると思われる．

介護老人福祉施設では常勤医がいないことや，看護師の数的に足りないこともあり，終末期に関しても急性期病院へ搬送され入院する事例も多く見られる．その場合の入院適応はしかたがないことであろ

う．ただし，人員配置だけの問題だけでなく，施設において，入所者・入所者の家族と施設の医療者とのコミュニケーション不足で起きている状況を筆者は経験している．これらは急性期病院と施設との真摯な話し合いが必要となってくるだろう．介護老人福祉施設における看取り希望と搬送の状況調査（Box 5）では，患者本人・家族が希望していても3割が病院搬送となっている実情も見られる[4]．

おわりに

施設から紹介される救急疾患患者の入院適応を"○○ガイドライン"や"○○アルゴリズム"化して決定することは困難である．入院の適応を決定づけるのは，施設の質的・量的な医療サービスの問題，介護を受けている高齢者のもつ背景や老年疾患の合併の問題，救急病院における救急医療体制とその入院後にバックアップとして継続診療する医療側の問題が挙げられる．

急性期医療を携わる者は高齢者救急疾患の特徴，老年病・老年症候群の合併，認知症に関しても対応できるように変化が求められる．

最後に，施設側と入院病院側の医療従事者がしっかりとコミュニケーションを取ることにより，入院適応を調整していくことが大切である．

文献

1) 平成24年度介護サービス施設・事業所調査の概況．http://www.mhlw.go.jp/toukei/saikin/hw/kaigo/service12/index.html
2) 日本老年医学会編：老年医学テキスト，メジカルビュー社，改訂第3版, 2008
3) 介護老人福祉施設の基準・報酬について．第84回社会保障審議会介護給付費分科会議事録．http://www.mhlw.go.jp/stf/shingi/2r9852000001xtyf.html．
4) 介護老人保健施設の基準・報酬について．第84回社会保障審議会介護給付費分科会議事録．http://www.mhlw.go.jp/stf/shingi/2r9852000001xtyf.html．
5) 鳥羽健二，長寿科学総合研究CAGガイドライン研究班：高齢者総合的機能評価ガイドライン，厚生科学研究所, 2003

精神疾患患者の一般病床への入院適応
Admission criteria to general wards for psychiatric patients

本 村 和 久　Kazuhisa Motomura

沖縄県立中部病院総合内科〔〒 904-2293 沖縄県うるま市宮里 281〕
Okinawa Chubu Hospital
email : motomura_kazuhisa@hosp.pref.okinawa.jp

Recommendation ……………………………………………… 提言

- 精神疾患患者の一般病床への入院はごく一般的なものであると認識する
- 精神疾患患者で注意が必要な問題点を整理する
- 精神科医との密な連携を取る
- 精神疾患を持つ患者への偏見（stigma：スティグマ）が，一般に見られることを認識する

要旨

　精神疾患がよく見られる疾患であるという状況を理解し，身体疾患だけでなく，精神疾患への対応（十分にコミュニケーション・スキルを用いることや薬剤管理など）も出来る範囲で行うことが重要である．精神疾患患者の一般病床への入院適応について，特別な配慮が必要な状況は，患者の自傷他害行為，過度な医療要求などに限られる．精神疾患管理で不明な点は，いつでも精神科医と連携を取れる形が望ましい．精神疾患を持つ患者への偏見（stigma：スティグマ）は，依然として大きな社会問題であり，偏見を取り除く様々な取り組みが行われているが，問題解決には，この偏見が医療従事者に見られることを認識する必要もある．

Abstract

Due to the high prevalence of psychiatric disease, it is important, to the extent possible, to be able to care not only for physical disease but mental illnesses on general hospital wards. This requires possessing adequate communication skills and the ability to manage psychiatric medications. The only situations which require special attention are those in which patients are a threat to themselves or others, and those that have excessive demands on the providers. A system providing ready access to consultation with a psychiatrist is ideal. Risks should be acknowledged, but put in context in order to reduce stigma and discrimination. Stigma remains a widespread and well-documented major access barrier for people with mental illness. While efforts to reduce discrimination exist, the realization that healthcare providers may also hold such biases is necessary to improve care.

Keywords：コミュニケーション・スキル，スティグマ，精神科医との連携，プライマリ・ケア

精神疾患患者の一般病床への入院はごく一般的なものであると認識する

　一般病院の入院患者の精神疾患患者の有病率は，30-50％というドイツの文献[1)2)3)]もあり，精神疾患患者の一般病床への入院はごく日常のことである．そもそも「精神疾患」自体が幅広い疾患である．文献[1)]では最もよく見られる精神疾患は，器質的精神疾患（認知症など），気分障害，アルコール依存症となっている．どの疾患ももともと有病率が高い疾患であり，入院適応を考えるときにいつも合併がないかは注意が必要と考える．具体的には，器質的精神疾患では認知機能の確認，気分障害では抑うつがないか，アルコール依存症では問題飲酒の有無の確認となるだろう．ちなみに，器質的精神疾患，気分障害，アルコール依存症の三疾患は，もともとの有病率より，入院患者での有病率のほうが高く[1)]，精神疾患があると一般病床への入院適応となる可能性が高くなりうると言えるかもしれない．

精神疾患患者で注意が必要な問題点を整理する

① 精神疾患を持つ患者では，身体疾患のリスクが高いことを認識する

　精神疾患を持つ患者は，そうでない患者に比べて，医学的問題や社会経済的問題，ヘルスケアシステムの問題など複数の問題を持つことで，早死（8.2年）する可能性が指摘[4)]されている．また，プライマリ・ケアのアクセスにもバリア[5)]があると言われており，受診時の遅れも懸念される．実際に，精神疾患を持つ人は，身体疾患を持ち，口腔内衛生状態不良である率が高い[6)]と言われており，糖尿病や心疾患のケアを十分に受けていないという指摘[7)]もある．

　精神疾患を持つ患者に対しては，身体疾患を持つハイリスクと認識し，診断，治療に当たる必要があると考える．

② 薬剤歴の確認は慎重に行う

　一般に入院適応を考えるときに，既往歴や薬剤歴を確認するは必須である．「精神疾患」と構える前に，薬の確認という基本的なことから考えて行きたい．

　何の精神疾患か患者からの情報ではわからないが，抗精神病薬や抗うつ薬が処方されていることは，患

Box 1　精神科薬との相互作用

薬　剤	精神科薬
効果増強	
アゾール系抗真菌剤（フルコナゾール，イトラコナゾール）	トリアゾラム（ハルシオン）
ロゼレム（ラメルテオン）	フルボキサミン（ルボックス，デプロメール）
シメチジン	塩酸イミプラミン（トフラニール） 塩酸アミリプチリン（トリプタノール） アモキサピン（アモキサ）
効果減弱	
ドパミン作動薬（エピネフリン）	リスペリドン
メロペネム	バルプロ酸

者自身が持っている薬やお薬手帳でわかることがある．入院適応となる疾患に薬が関与する可能性（リスペリドンによるドパミン作動薬の効果減弱）（Box 1），薬による副作用での症状（抗精神病薬による悪性症候群[8]やセロトニン再取り込み阻害剤（SSRI），セロトニン・ノルアドレナリン再取り込み阻害剤（SNRI）によるセロトニン症候群[9]，クエチアピン，オランザピンによる高血糖など）（Box 2）が発現しているかもしれない．まずは薬剤歴の確認は慎重に行い，これから使用する薬との相互作用がないか，疾患との関連がないかをチェックすることが重要である．

③ 精神疾患にどのようなものがあるか整理

精神疾患患者での注意を考える前に，ひとくくりに「精神疾患」としてしまうことがよいかどうか慎重に考える必要がある．よく見られる精神疾患については，どのような問題があるか整理する必要がある．非精神科医にとって，多くの精神疾患を学ぶことは困難であるが，代表的な疾患を知っておくことで，よく遭遇する問題に対処することは可能である．精神科を専門としない医師が，適切な精神科的対応ができるようになるために，PIPC（Psychiatry In Primary Care）という米国で考案されたプログラムがある．このプログラムでは，頭文字を取ったMAPSO（Box 3）という5つのカテゴリーに精神疾患を分類して，非精神科医でも精神疾患を想起しやすくしている．MAPSOにより精神疾患を一般医の日常臨床に必須である20％に絞りこみ，遭遇する精神疾患の80％に対処可能であるという[10]．

精神科医との密な連携を取る

ドイツ，オーストラリアでは，一般病院での精神科へのコンサルテーションは，2.66％から3.30％[2]となっており，高い精神疾患の有病率（30〜50％）[1〜3]を考えると精神科医との連携に問題があることが分かる．宮崎は文献[10]で，日本のプライマリ・ケア医が心療を実践する際に直面する障壁として，プライマリケア医自身が内に秘めている心を診ることへの怖れ，精神医療に対するスティグマ，いつ誰にコンサルテーションしたら良いかがわからないこと，精神科外来の受診予約が取りにくいことの4つの壁があると述べている[10]．精神科医とのアクセスは大きな問題であるが，より良い患者ケアのためには，精神科医との密な連携を取ることが重要であると思う．

精神疾患を持つ患者への偏見（stigma：スティグマ）が，一般に見られることを認識する

残念ながら，精神疾患に関する偏見（stigma：スティ

Box 2　精神科薬による疾患

疾　患	原因薬剤
悪性症候群	精神神経用薬（特に抗精神病薬）抗うつ薬，気分安定薬，パーキンソン病治療薬，抗認知症薬
セロトニン症候群	選択的セロトニン再取り込み阻害薬（SSRI）セロトニン・ノルアドレナリン再取り込み阻害剤（SNRI）
糖尿病性ケトアシドーシス	クエチアピン，オランザピン

Box 3 MAPSO （文献10を参考に作成）

Mood disorders（気分障害）	うつ状態，希死念慮，躁および軽躁エピソード
Anxiety disorders（不安障害）	全般性不安障害，パニック障害，強迫性障害，外傷後ストレス障害，社交不安障害
Psychoses（精神病群）[注1]	アルコールや薬物に対する問題
Substance-induced disorders（物質関連障害）	精神病症状
Organic or Other disorders（器質性，その他の障害）	認知障害，パーソナリティ障害，成人注意欠陥障害など

[注1]：Psychosesとは，MAPSOを考案したRobertK.Schneiderによる造語であり，精神病症状を来しうる疾患の集まりを意味する．

グマ）は未だに消えていない．2013年2月13日から3日間，第6回世界精神医学会アンチスティグマ分科会国際会議が東京で開催されたが，この会議に際し，堀川は以下のように述べている．「我が国の精神科医療の歴史を振り返るとき，国も，一般国民も，精神科医さえもが偏見を助長し，利用していた感は否めないからである．精神障害者の皆が常に危険な存在かのごとく，堅牢な病院を求め，地域を守る，家族を守ると称して長期収容型の精神科医療を長きにわたり認めてきたからである．しかし，ここで偏見の方向性や対象に目を向けると，決して同じではないことに気付く．地域住民の患者への偏見もあれば，家族の病気や地域社会への偏見もある．精神科スタッフの患者や家族や地域社会への偏見もあれば，患者の精神科スタッフや家族や地域社会や他の患者や，さらには自分自身の病気への偏見もある．当事者の立場によって偏見の内容も対象も変わるのである．」[11] 患者来院時に，精神疾患の略語，隠語が医療者で飛び交うことがあるが，診察前に厳に慎むべきこと[12] と思う．医療従事者内でのスティグマを減少させるには，精神医学教育においてスティグマに取り組み，医学生への専門領域としての精神医学のより正確な情報を提供し，ロールモデル示すことが推奨されている．経験のある医師との良好な関係形成のために，精神科医とのコンサルテーション-リエゾン関係も推奨されている[13]．

引用文献

1) Arolt V, et al：Psychiatric disorders in hospitalized internal medicine and surgical patients. Nervenarzt. 1995 Sep;66(9):670-7
2) Rothenhäusler, HB：Mental disorders in general hospital patients. Psychiatr Danub. 2006 Dec;18(3-4):183-92
3) Wancata J, et al：Prevalence and follow-up of psychiatric diseases in internal medicine departments. Wien Klin Wochenschr. 1998 Sep 18;110(17):597-603
4) Druss BG, et al：Understanding excess mortality in persons with mental illness. Med Care. 2011 Jun;49(6):599-604
5) Levinson, M. C, et al：Barriers to primary medical care among patients at a community mental health center. Psychiatric Services. 2003 54, 1158-1160
6) Jones, D. R, et al：Prevalence, severity, and co-occurrence of chronic physical health problems of persons with serious mental illness. Psychiatric Services. 2004 55, 1250-1257
7) Desai, M, et al：Mental disorders and quality of diabetes care in the veterans health administration. American Journal of Psychiatry.

2002 159, 1584-1590

8) 重篤副作用疾患別対応マニュアル，悪性症候群，平成２０年４月　厚生労働省 http://www.mhlw.go.jp/topics/2006/11/dl/tp1122-1j01.pdf

9) 重篤副作用疾患別対応マニュアル，セロトニン症候群，平成２２年３月　厚生労働省 http://www.info.pmda.go.jp/juutoku/file/jfm1003003.pdf

10) 宮崎 仁：PIPC(Psychiatry in Primary Care)：プライマリケア医と精神科医がともに創造する連携のかたち．第106回日本精神神経学会総会シンポジウム，精神経誌．2011; SS364

11) 堀川 公平：精神科医療, スティグマ, アンチスティグマ．精神神経学雑誌．2013; 115 (6):559

12) Thornicroft G, et al：Discrimination in health care against people with mental illness．International Review of Psychiatry. 2007; 19(2): 113-122

13) Sartorius N, et al：WPA guidance on how to combat stigmatization of psychiatry and psychiatrists　World Psychiatry. 2010; 9(3): 131-144

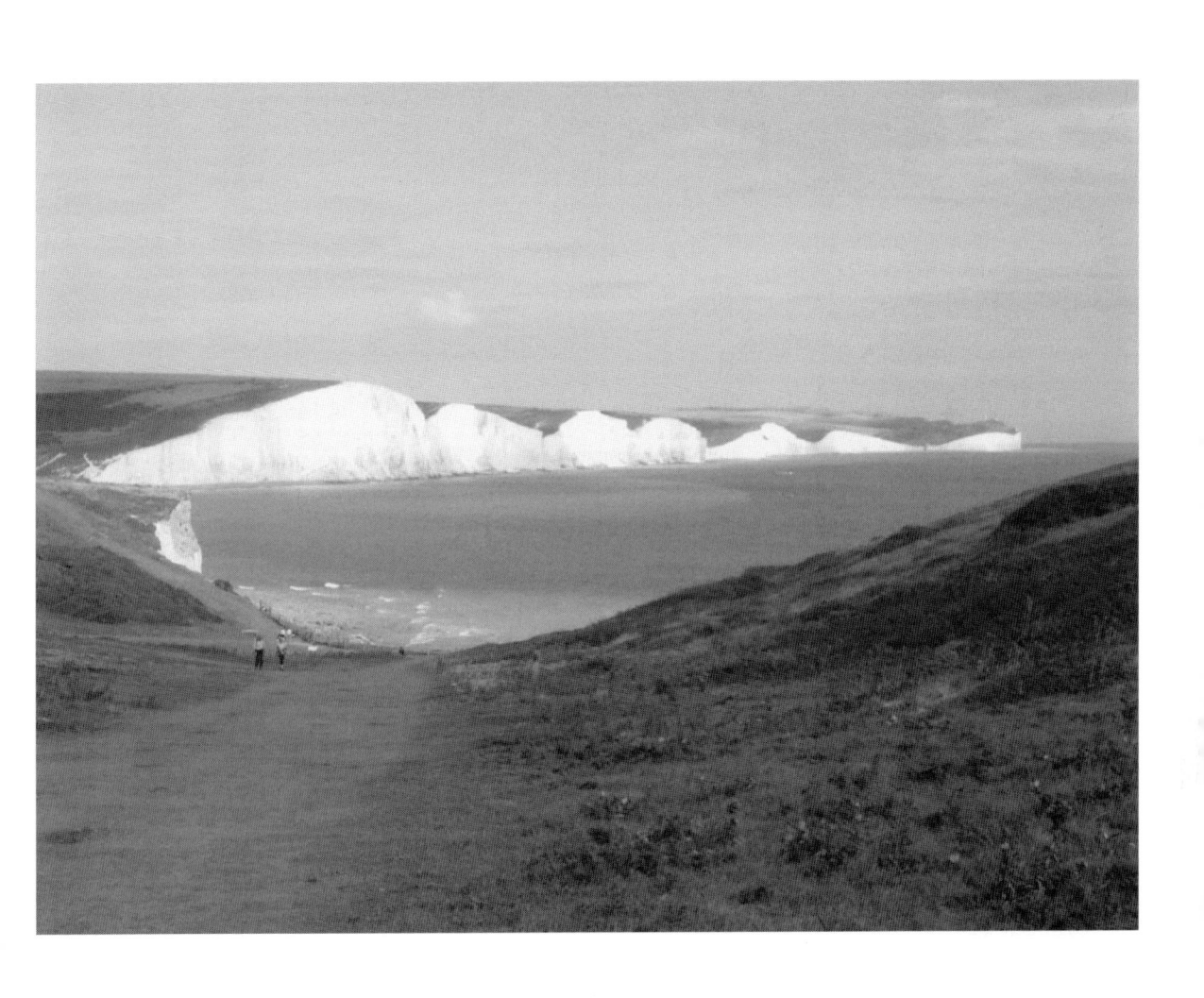

索引

数字

2025年問題 **35**, **108**

アルファベット

A

absenteeism **48**
Academic Emergency Medicine **23**
Academic medical centers **105**
ACSCs（Ambulatory care-sensitive conditions）**25**
Acute **25**
Acute care, Long term care facilities **105**
admission criteria **i**
advance directive **65**
Alderfer **93**
Ambulatory care-sensitive conditions **31**, **69**
Anxiety disorders **147**
Atkinson **92**
atteinment value **93**
Avoidable **76**
avoidable error **76**

B

Basic Activities of Daily Living ; BADL **117**
BATNA（Best Alternative to a Negotiated Agreement）**58**

C

Chronic **25**
cognition **92**
Common diseases **105**
Community-Acquired Pneumonia N Engl J Med 2014 **16**
Comprehensive Geriatric Assessment ; CGA **117**
COPD **74**
CPR **66**

D

death conference **14**
Disposition **75**
DNAR **66**
DPC（Diagnosis Procedure Combination）**114**
DVT **48**

E

EBM **48**, **138**
emotion **92**
error rate **76**

F

face to face **14**, **77**
Face to Face **12**
Face-to Face **23**
Face-to-Face **31**
Feather **92**
Freund T, Ann Fam Med **27**

G

General Medicine **76**
Geriatric Depression Scale ; GDS **117**
G. Gayle Stephens MD **136**
GIM（general internal medicine）**13**

H

HDS-R **117**
Hospice **81**
hospital at home **123**
Hospitalization Associated Disabilities **24**
hospitalization-associated disability **123**
Hospitarity **81**

I

IE **48**
Instrumental ADL ; IADL **117**
intrinsic value **93**
IPE（interprofessional education）**13,14**
IPW（interprofessional work）**13,14**

J

JAMA **76**

K

KJ法 **87**

M

Maslow **93**
Maslow,Alderfer **91**
medical terminology **68**
Mini-mental State Examination（MMSE）**117**
MMA（Master of Medical administration）**41**
Mood disorders **147**
motivation **91**
MRSA **49**

N

need **92**
negotiation **14**
NEJM **49**

O

Opensystem **14**
Organic or Other disorders **147**

P

patient preferences **i**
Poor communication **23**
Presenteeism **48**
Psychoses **147**
purpose goal **93**

R

Residency program **105**
Reversibility **68**

S

Schwester **81**
SNRI **146**
SpO$_2$ **55**, **134**
SSRI **146**
stigma **144**
Substance-induced disorders **147**

T

target goal **93**
The Attribution Model **30**
The Causal Chain Model **31**
The Medical Model **30**
The Synergistic Morbidity Model **30**
The Unmasking Event Model **31**

U

unavoidable **76**
urban health **20**
utility value **93**

V

Vaccine-preventable **25**
Vocation **91**

かな

あ

赤ひげ **81**
秋山正子 **24**
悪性症候群 **146**
アセスメント **113**
アゾール系抗真菌剤 **145**
アミノレバンEN **4**
アモキサ **145**

アモキサピン 145
アルコール性肝硬変 5
アルコール 147
アルツハイマー型認知症 73
アルバイト診療 74
完全房室ブロック 21
アンテベート軟膏 4

い
猪飼周平 49
医師不足・偏在 98
痛みのマネージメント 23
イトラコナゾール 145
医療機能の強化 37
医療計画と臨床機能分化 37
医療資源の橋渡し 15
医療者のモチベーション 91
医療へのアクセスを向上させる責務 135
医療従事者の視点 80
医療従事者の確保 37
医療政策研究対象 25
医療の安全の確保 37

う
うつ状態 147

え
エビデンス 44
エピネフリン 145
塩酸アミリプチリン 145
塩酸イミプラミン 145

お
オランザピン 146
オレゴン州 66

か
介護保険施設 139
外傷後ストレス障害 147
改訂長谷川式簡易知能評価スケール 117
外来診療 80
価値×期待値理論 91
家庭医、病院総合医 133
間質性肺炎の増悪 86
患者中心の医療の方法 84
患者のコンテクスト 86
肝臓癌破裂 21

き
器質性，その他の障害 147
希死念慮 147
基準病床数の算定 37
期待値×価値理論と目標理論 91
気分安定薬 146
気分障害 147
基本的日常生活動作 117

急性期病院 137
急性疾患の在宅治療 123
急性腎前性腎不全 106
行政の視点 80
行政の視点 80
強迫性障害 147

く
クエチアピン 146
暮らしの保健室 24
クリミア戦争 82

け
ケアの中心 113
頚髄症 21
健康アウトカム 45
健康の社会的決定要因 46

こ
小石川療養所 81
抗うつ薬 146
高カルシウム血症 21
抗精神病薬 146
抗認知症薬 146
後方病院 17
高齢者施設 138
高齢者うつスケール 117
高齢者救急診療の難しさ 21
高齢者施設 137
高齢者総合的機能評価 117
高齢者総合的機能評価 CGA 123
高齢者統計 2025 年予測 36
高齢者の特徴 123
誤嚥性肺炎 73
コーディネーター 16
国民の視点 80
国民皆保険のできた歴史 80
五疾病五事業 37
コスト 93
「断らない」救急 106
コミュニケーション 14, 77, 113, 119
コミュニケーション・スキル 144
戸令 81
今後の病床機能予測 38
こんちわ往診 22

さ
サービス付き高齢者向け賃貸住宅 58
在宅医療 129
在宅患者 129
在宅という環境の特性 130
三次医療圏 37

し
ジェネラリスト教育コンソーシアム iv

施設入所者 137
事前指示書 65, 66
疾患の軌道 63
実用価値 93
私的扶養優先の原則 81
シメチジン 145
社会的要因 17
社交不安障害 147
修道女 81
終末期医療 137
終末期の軌道モデル 131
終末期の軌道モデル 129
手段的日常生活動作 117
紹介先との連携 23
常識はずれ 86
情動変数 92
情報提供のコツ 23
情報提供推進策居宅等 37
人格障害 17
心筋梗塞 21
浸潤影 55
新・総合診療医学―家庭医療学編 iv
心理的，社会的な適応 17
診療報酬体系 106

す
隙間的機能 13
スクリーニング 113
スティグマ 144
ストマルコン D 4

せ
生活困窮者 133
生活保護 133
精神科医との連携 144
精神疾患患者 144
精神神経用薬 146
成人注意欠陥障害 147
精神病群 147
精神病症状 147
世帯単位の原則 81
セルフマネージメント 28
セロトニン・ノルアドレナリン再取り込み阻害剤（SNRI） 146
セロトニン症候群 146
選択的セロトニン再取り込み阻害薬（SSRI） 146
全般性不安障害 147

そ
躁 147
ソーシャルワーク 16

た
退院困難要因 119
退院支援 113, 114, 119
退院調整 113, 114

退院前カンファレンス 113
退院前カンファレンス 118
大学病院の立場 105
大学病院でのコモンディジーズ診療 107
大動脈解離 21
多剤投薬 21
多職種 67, 113
多職種連携 119
多臓器疾患診療 107
達成価値 93
多様性と柔軟性 129
たらいまわし 107

ち
地域医療策定ビジョン 42
地域医療支援病院 106
地域中核病院 52, 60
地域での関係づくり 84
地域に密着した病床 39
地域包括ケアシステム 39, 108
長期療養型病院 107
チラーヂン 4

つ
椎骨転移 21

て
定期訪問 130
デプロメール 145

と
糖尿病性ケトアシドーシス 146
特定機能病院 106
都市部における 2025 年問題 20
都市部のプライマリ・ケア 27
ドパミン作動薬 145
トリアゾラム 145
トリプクノール 145

な
ナイチンゲール 82
内発的価値 93
「治す医療」ではなく「支える医療」 40

に
二次医療圏 37
日本の医療政策 34
日本の人口統計予測 35
日本発のベンチマーク 76
入院適応 i, 91
入院医療 80
入院関連機能障害 123
入院せん妄 16
入院適応 133
入院によるメリットとデメリット 87

入院のリスク 16
認知機能の評価 23
認知障害 147
認知変数 92
認知論的アプローチ 91

ね
ネオファーゲン 4

は
パーキンソン病治療薬 146
パーソナリティ障害 147
バイタルサイン 22
肺動脈血栓 21
パニック障害 147
ハルシオン 145
バルプロ酸 145

ひ
病棟総合医 13
病院総合診療医学編 iv
病院の動向の変化を把握する 84
病床稼働状況 17
病床機能分化 108
病床機能報告義務制度 42
標的目標 93

ふ
不安障害 147
物質関連障害 147
不要な入院 31
プライマリ・ケア 144
プライマリ・ケアフィールド 31
ブラックボックス 42
ブラックリスト 58
フリーアクセス 80
フルコナゾール 145
フルニトラゼパム 55
フルボキサミン 145
フロセミド 4

へ
米国救急医学会 23
へき地 84
ベンザリン 66

ほ
保険制度 80
ホスピス 81
ホスピタリスト 13
ホスピタリティ 81
ポリファーマシー 22, 74

ま
マクロな視点 25
マネジメント 47
迷った時こそ入院すべし 16

丸投げ 21

み
ミッションステートメント 15

む
無気肺 61

め
メリットとデメリットのバランス 84
メロペネム 145

も
目的目標 93
モチベーション 13, 91
モチベーションレシオ 91, 94, 96
モンスターペイシェント 17

や
災厄の芽 107
薬物 147
山添村カンファレンス 8

よ
予後予測 129
欲求論的アプローチ 91
欲求変数 92

ら
ラクツロース 11
ラクツロースシロップ 4
ラメルテオン 145

り
リサーチ・クエスチョン 27
リスペリドン 145
リソース 15
臨床高齢者医学 66
医療倫理の 4 分割表 10

る
ルボックス 145
ルリコンクリーム 4

れ
冷蔵庫 66
レスパイト入院 17

ろ
労働と健康管理 48
老年病/老年症候群 137
ロードマップ 40
ロゼレム 145

コンソーシアムブックス公募のご案内

編集・出版募集要項
　本会は、ジェネラリストの教育に資する質の高い出版事業を展開することを活動の特色とします．下記の書式に沿って応募された中から、編集・出版委員会が出版事業として適否を検討します．編集・出版委員会は会長、副会長、および理事で構成され、編集委員会で選出された応募者について理事会の議を経て編集・出版事業の適否を決定します．
募集作品
斬新な、ジェネラリストの教育実践の記録．日本語で書かれ、著者が一人の単著に限ります．
応募方法
下記の3点の原稿をお送りください．

① 表紙：題名、氏名、所属名、連絡先のEメールを明記．
② 著者略歴：箇条書きで400字以内．
③ ジェネラリスト教育実践の概要：その特色を2000字以内にまとめお送りください．

〔教育活動の成果や省察の記録，メンター（優れた助言者・指導者）の指導と評価の記録など〕

　応募資格
年齢・性別・職種・国籍は問いません．

応募先

　下記に、Eメールでお寄せください．
ジェネラリスト教育コンソーシアム事務局(株)尾島医学教育研究所
〒114-0014 東京都北区 田端2-11-13 ALTO 101
電話 03-5832-9086 FAX 03-5832-9089
Eメール consortium@ojima-ceg.co.jp

発表

　合否の結果は、応募者に直接通知いたします．
　合格の場合は、本会の編集・出版委員会が編集・出版に関して具体的なアドバイスをします．
　編集後、(株)尾島医学教育研究所から刊行します．

ジェネラリスト教育コンソーシアム vol.6
入院適応を考えると日本の医療が見えてくる

発　行	2014年12月5日　第1版第1刷Ⓒ
編　集	松下達彦, 藤沼康樹, 横林賢一
発行人	尾島　麗
発行所	株式会社　尾島医学教育研究所
	〒114-0014　東京都北区田端 2-11-13　ALTO　101
	電話 03-5832-9086　FAX 03-5832-9089　e-mail：consortium@ceg-ojima.co.jp
発　売	株式会社　カイ書林
	〒113-0021　東京都文京区本駒込 4 丁目 26-6
	電話 03-5685-5802　FAX 03-5685-5805　e-mail：generalist@kai-shorin.co.jp
	HPアドレス　http://kai-shorin.co.jp
	ISBN　978-4-906842-05-6　C3047
	定価は裏表紙に表示
印刷製本	モリモト印刷株式会社
	Ⓒ Tatsuhiko Matsushita

JCOPY ＜(社)出版者著作権管理機構 委託出版物＞
本書の無断複写は著作権法上での例外を除き禁じられています. 複写される場合は, そのつど事前に, (社)出版者著作権管理機構 (電話 03-3513-6969, FAX 03-3513-6979, e-mail: info@jcopy.or.jp) の許諾を得てください.

FAX送信表 (03-5832-9089)

ジェネラリスト教育コンソーシアム入会申込書

私は、本会の会則に同意し、下記の通り年会費を添えて入会を申し込みます。

フリガナ	
氏　　　名	
性　　　別	男　・　女
フリガナ	
勤　務　先	
フリガナ	
勤　務　先　住　所	〒
連絡先メールアドレス	
電話番号	

特に関心の深い領域

当てはまる項目にチェックをお願い致します

テーマ別

1	地域医療	
2	病院総合診療	
3	救急医療	
4	医学教育	
5	医療倫理	
6	医療安全・医療の質	
7	薬剤使用・効果	
8	看護・ケア	
9	歯科・口腔衛生	
10	リハビリテーション	
11	臓器別専門診療科領域	（領域をお書きください）
12	行動科学	
13	医療コミュニケーション	
14	医療経済	（などを含む）
15	在宅医療	
16	その他	

本研究会への要望などございましたら下記にご記載ください。

会費振込先：ゆうちょ銀行

【店名】〇〇八（読み　ゼロゼロハチ）

【店番】008

【預金種目】普通預金

【口座番号】0724801

名義：ジェネラリスト教育コンソーシアム

会費：¥6,000_（振込手数料はご負担をお願いします）

会計担当：株式会社尾島医学教育研究所
　担当：尾島　麗
　〒114-0014
　東京都北区田端2-11-13　ALTO 101
　TEL 03-5832-9086　FAX 03-5832-9089
　E-mail：consortium@ojima-ceg.co.jp